医药高等职业教育校企双元新形态教材

生理学学习指导

（供护理、助产、康复、药学、口腔医学、预防医学等专业用）

主　编　江山红　崔　晓

副主编　安　琳　黄金炳

编　者　（以姓氏笔画为序）

王西林（惠州卫生职业技术学院）

江山红（惠州卫生职业技术学院）

安　琳（惠州卫生职业技术学院）

黄金炳（惠州卫生职业技术学院）

崔　晓（惠州卫生职业技术学院）

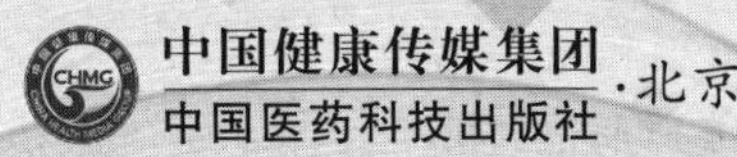

中国健康传媒集团·北京
中国医药科技出版社

内容提要

本教材为“医药高等职业教育校企双元新形态教材”之一，系根据本套教材编写的总体原则、要求以及生理学课程教学大纲的基本要求和课程特点编写而成。本教材共十二章，第一章为绪论，介绍生理学的任务、研究方法及生理功能的调节方式。第二章至第十二章为人体生命活动规律主要的知识要点和课后练习。通过学习重点难点及多种题型的课后练习，帮助学生更好地掌握生理学课程的相关知识。

本教材主要供医药高等职业院校护理、助产、康复、药学、口腔医学、预防医学等专业师生用。

图书在版编目（CIP）数据

生理学学习指导/江山红，崔晓主编.—北京：中国医药科技出版社，2023.3（2025. 8重印）.

医药高等职业教育校企双元新形态教材

ISBN 978-7-5214-3638-9

Ⅰ.①生… Ⅱ.①江… ②崔… Ⅲ.①人体生理学-高等职业教育-教学参考资料 Ⅳ.①R33

中国版本图书馆CIP数据核字（2022）第241002号

美术编辑 陈君杞

版式设计 南博文化

出版 **中国健康传媒集团** | 中国医药科技出版社

地址 北京市海淀区文慧园北路甲22号

邮编 100082

电话 发行：010-62227427 邮购：010-62236938

网址 www.cmstp.com

规格 787×1092mm $^{1}/_{16}$

印张 9 $^{1}/_{2}$

字数 197千字

版次 2023年3月第1版

印次 2025年8月第2次印刷

印刷 大厂回族自治县彩虹印刷有限公司

经销 全国各地新华书店

书号 ISBN 978-7-5214-3638-9

定价 35.00元

获取新书信息、投稿、为图书纠错，请扫码联系我们。

前 言

生理学是一门重要的基础医学课程，学习生理学的目的是掌握机体的生理功能、发生机制和调节规律，对于进一步学习医学其他后续课程有着重要的意义。本学习指导主要根据生理学课程教学要求及考试大纲要求编写而成。各章节首先按照掌握、熟悉和了解三个层次提出本章学习目标，然后精炼概括本章知识要点，最后给予目标检测题目。整体内容既突出重点，又照顾全面。编写本书的目的是帮助学生在学习教材的基础上加深对生理学基础知识的理解，并通过让学生分析和处理某些实际问题以及自测学习效果，进一步强化学生对生理学知识的掌握。

本书共有十二单元。每单元复习题分为选择题、名词解释、填空题、简答题、论述题，其中选择题中包含A型选择题、B型选择题和X型选择题。学生学习过程中，可根据学习进度进行复习，充分利用本书，将大大节省复习时间，起到事半功倍的效果。

本辅助教材在编写过程中参阅了大量相关的资料，力求针对性好，实用性强。但限于编者水平和编写时间，难免还存在许多不足之处，恳请各位同行和广大读者批评指正。

编　者

2022年8月

目　录

目录

第一章 绪 论

学习目标

1. 掌握 生命活动的基本特征；机体的内环境和稳态。

2. 熟悉 人体生理功能的调节方式。

3. 了解 生理学定义及其任务；生理学和医学的关系；生理学的研究方法和生理学研究的不同水平。

一、生理学的任务和研究方法

（一）生理学定义及其任务

1. 生理学的定义 生理学是生物科学的一个分支，是研究生物体及其各组成部分正常功能活动规律的一门学科。医学生所学的生理学是人体生理学。

2. 生理学的任务 生理学的任务是阐明机体及其各组成部分所表现出的各种正常活动规律及其产生机制，机体内外环境变化对这些功能性活动的影响以及机体为适应环境变化和维持整体生命活动所做的相应调节。

（二）生理学和医学的关系

人体生理学是一门重要的基础医学理论课程。对医护人员来说，不具备人体生理学的基本知识，就不能正确认识疾病；而且，生理学的基本理论和基本方法也为他们正确认识和处理临床实际问题提供了极为重要的科学思维方法和研究手段。

（三）生理学的研究方法

生理学是一门实验性科学，其所有知识都来自临床实践和实验研究。

（四）生理学研究的不同水平

生理学的研究包括细胞分子水平、器官和系统水平以及整体水平的研究。

二、生命活动的基本特征

人体生命活动的基本特征是新陈代谢、兴奋性、适应性和生殖。

1.新陈代谢 指机体与外界环境之间不断进行物质交换和能量交换，以实现自我更新的过程。

2.兴奋性 活的细胞、组织或机体具有对刺激发生反应的能力或特性。阈值是衡量组织或细胞兴奋性高低的重要指标。阈值的大小与组织兴奋性的高低呈反变关系，即阈值愈小，组织兴奋性愈高。

3.适应性 机体根据环境条件的变化调整自身生理功能的过程。

4.生殖 生物体发育成熟后，能够产生与自己相似的新个体，以延续种系的生命过程。

三、机体的内环境与稳态

1.体液 人体的液体总称，按其分布可分为细胞内液和细胞外液。

2.机体内环境的概念 机体的内环境就是细胞外液。因为多细胞生物体内的细胞绝大多数不与外界环境相接触，而是浸浴于细胞外液中，因此，细胞外液是细胞直接接触和赖以生存的环境。

3.内环境的稳态 内环境理化性质保持相对稳定的状态，称为稳态。内环境的稳态是维持机体正常生命活动的必要条件。

四、机体生理功能的调节

（一）生理功能的调节方式

1.神经调节 指通过反射而影响生理功能的一种调节方式。反射是指机体在中枢神经系统的参与下，对内、外环境刺激所作的规律性应答。反射的结构基础是反射弧，典型的反射弧包括感受器、传入神经、神经中枢、传出神经和效应器五个部分。反射的完成依赖于反射弧在结构和功能上保持完整。反射弧的任一部分被破坏，反射将不能正常进行。

2.体液调节 指体内某些特殊的化学物质通过体液途径影响生理功能的一种调节方式。

3.自身调节 指细胞、组织或器官不依赖于神经或体液调节自身对刺激产生的一种适应性的反应。

（二）体内的控制系统

由受控部分发出的信息反过来影响控制部分的活动，称为反馈。反馈有正反馈和负反馈两种形式。正反馈是指受控部分发出的反馈信息使控制部分的活动加强，促进控制部分的活动。典型的正反馈存在于血液凝固、分娩、排尿反射、排便反射过程中。正反馈的生理作用是使某项生理活动逐渐加强直至完成。负反馈是指受控部分发出的反馈信息使控制部分的活动减弱，抑制控制部分的活动。典型的负反馈有体温、动脉血压、血糖浓度的调节等。负反馈是维持机体内环境稳态重要的调节机制。

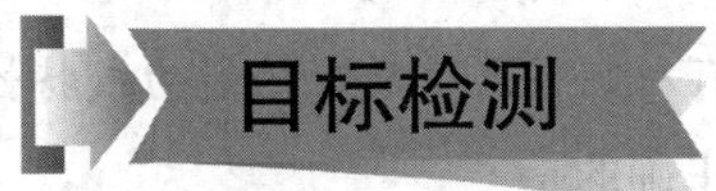

一、选择题

（一）A型选择题（单项选择题，每题有A、B、C、D、E五个备选答案，请从中选出一个最佳答案）

1.阈值是指

A.用最小刺激强度，刚能引起组织兴奋的最短作用时间

B.刺激时间不限，能引起组织兴奋的最适刺激强度

C.刺激时间不限，能引起组织最大兴奋的最小刺激强度

D.保持一定的刺激强度不变，能引起组织兴奋的最适作用时间

E.刺激时间和强度时间变化率固定，引起组织发生兴奋的最小刺激强度

2.衡量组织兴奋性高低的常用指标是

A.刺激的频率　　B.刺激的作用时间

C.刺激的强度-时间变化率　　D.阈值

E.阈电位

3.不属于内环境的是

A.血浆　　B.组织液

C.脑脊液　　D.淋巴液

E.细胞内液

4.人体生命活动最基本的特征是

A.物质代谢　　B.新陈代谢

C.适应性　　D.应激性

E.自控调节

5.新陈代谢的过程包括

A.同化作用　　B.异化作用

C.物质代谢　　D.能量代谢

E. 同化作用和异化作用

6. 兴奋性是指

A. 机体或细胞感受刺激后产生功能活动的改变

B. 引起机体发生反应的内外环境变化

C. 机体根据环境条件的变化调整自身生理功能的过程

D. 机体或细胞受刺激后，由相对静止变为活动状态，或活动状态的加强

E. 细胞、组织或机体具有对刺激发生反应的能力或特性

7. 关于刺激的定义，下列正确的是

A. 引起机体发生反应的内环境变化

B. 引起机体发生反应的外环境变化

C. 能引起机体发生反应的内外环境变化

D. 环境的一切变化

E. 能引起组织发生反射的环境变化

8. 反应的两种类型包括

A. 兴奋性和抑制性　　B. 物质代谢和能量代谢

C. 条件反射和非条件反射　　D. 兴奋和抑制

E. 同化作用和异化作用

9. 细胞外液约占体液的

A. 1/2　　B. 1/3

C. 1/4　　D. 1/5

E. 2/3

10. 正常成人体液中占总量比例最高的部分是

A. 淋巴液　　B. 组织液

C. 血浆　　D. 细胞外液

E. 细胞内液

11. 内环境是指

A. 血浆　　B. 组织液

C. 淋巴液　　D. 细胞外液

E. 细胞内液

12. 关于内环境稳态的叙述，错误的是

A. 揭示生命活动的一个重要规律

B. 内环境理化性质保持绝对平衡的状态

C. 内环境理化性质维持相对恒定的状态

D. 由机体内部各种调节机制维持的动态平衡过程

E. 机体一切调节活动最终的生物学意义在于维持内环境的相对稳定

13. 下列生理过程中，属于正反馈的是

A. 动脉血压维持稳态
B. 血糖浓度维持稳态
C. 分娩
D. 体温维持稳态
E. 维持正常的呼吸频率

14. 神经调节的基本方式是

A. 负反馈
B. 反应
C. 反射
D. 正反馈
E. 兴奋

15. 反射的结构基础是

A. 突触
B. 神经–肌肉接头
C. 神经中枢
D. 效应器
E. 反射弧

16. 神经调节的特点是

A. 调节幅度小
B. 反应速度慢
C. 作用广泛和持久
D. 调节的敏感性差
E. 作用迅速、准确和短暂

17. 关于反射和反应的叙述，错误的是

A. 反射属于反应
B. 反射需要中枢神经的参与
C. 反应不一定都是反射
D. 反应不一定都需要中枢神经的参与
E. 反应属于反射

18. 关于刺激与反应的叙述，正确的是

A. 机体外环境变化就是刺激
B. 机体内环境变化就是刺激
C. 刺激是原因，反应是结果
D. 任何环境的变化均会引起反应
E. 兴奋是对刺激发生反应的唯一形式

19. 下列属于体液调节的是

A. 膝跳反射
B. 肾血流量调节
C. 脑血流量调节
D. 血糖浓度的调节
E. 强光下瞳孔缩小的调节

20. 下列各种情况中，属于自身调节的是

A. 血糖浓度的相对稳定

B. 血液pH维持相对恒定

C. 体温维持相对恒定

D. 全身血压维持相对恒定

E. 当动脉血压在一定范围内变化时，肾血流量维持相对恒定

21. 人体最重要的调节机制是

A. 自身调节　　B. 体液调节

C. 正反馈　　D. 负反馈

E. 神经调节

22. 属于自身调节的特点是

A. 反应迅速　　B. 作用广泛

C. 反应速度慢　　D. 作用时间持久

E. 调节幅度小

23. 关于自身调节的叙述，正确的是

A. 依赖于神经支配　　B. 依赖于体液因素的存在

C. 调节幅度大，但灵敏度低　　D. 存在于体内各组织、器官

E. 依赖于组织器官的自身特性

24. 在自动控制系统中，反馈信息是指

A. 控制部分发出的信息　　B. 受控变量的改变情况

C. 外界干扰的情况　　D. 调定点的改变情况

E. 中枢的紧张性

25. 下列生理过程中，属于负反馈调节的是

A. 排尿　　B. 排便

C. 血液凝固　　D. 维持血压的稳定

E. 分娩

26. 下列属于非条件反射的是

A. 膝跳反射　　B. 望梅止渴

C. 谈虎色变　　D. 狗经训练听到铃声分泌唾液

E. 画饼充饥

27. 不属于反射弧结构的是

A. 感受器　　B. 受体

C. 传入神经　　D. 神经中枢

E. 效应器

28. 破坏神经中枢后，下列现象消失的是

A. 反应　　B. 兴奋

C. 抑制　　D. 反射

E. 兴奋性

（二）B型选择题（共用备选答案，每题只有一个正确答案）

（1~3题共用备选答案）

A. 神经调节　　B. 体液调节

C. 神经－体液调节　　D. 自身调节

E. 反馈

1. 脚踩铁钉后，同侧下肢屈曲，属于

2. 甲状旁腺分泌甲状腺旁腺激素来调节血浆中钙离子浓度，属于

3. 动脉血压在一定范围内变动时，肾血流量保持相对恒定，属于

（4~6题共用备选答案）

A. 感受器　　B. 传入神经

C. 神经中枢　　D. 传出神经

E. 效应器

4. 皮肤黏膜的游离神经末梢属于

5. 骨骼肌、平滑肌、心肌属于

6. 支配心脏的迷走神经和交感神经是

（7~9题共用备选答案）

A. 反射　　B. 反馈

C. 反应　　D. 正反馈

E. 负反馈

7. 受控部分的信息对控制部分功能的影响是

8. 效应器活动使原反射效应增强的是

9. 效应器活动使原反射效应减弱的是

（10~11题共用备选答案）

A. 兴奋和抑制　　B. 同化作用和异化作用

C. 非条件反射和条件反射　　D. 范围局限、调节幅度小、灵敏度低

E. 反应速度较慢，作用广泛而持久

10. 体液调节的特点是

11. 反应的形式包括

（三）X型选择题（多项选择题，每题有A、B、C、D四个备选答案，请从中选出2~4个正确答案）

1. 生理学的任务包括

A. 机体功能活动规律　　B. 机体功能活动的产生机制

C.机体内外环境对功能活动的影响　　D.机体功能活动的调节

2.下列关于自稳态的描述，正确的有

A.内环境理化性质固定不变　　B.包括各种生理功能活动的稳态

C.是机体维持生命的必要条件　　D.主要依靠体内的负反馈控制

二、名词解释

1.兴奋性　　2.阈值

3.内环境　　4.稳态

5.反射

三、填空题

1.人类生命活动的基本特征包括________、________、________和________。

2.人体生理学的研究水平包括________、________和________。

3.机体对刺激的反应有两种表现形式，即________和________。

4.生理学习惯上将________、________和________称为可兴奋组织。

5.机体的内环境是指________，维持________相对恒定的状态，称为稳态。

6.机体对各种生理功能活动的主要调节方式是________、________和________，其中________起主导作用。

7.神经调节的基本方式是________，其结构基础称为________。

8.典型的反射弧由________、________、________、________、________五个部分组成。

四、简答题

1.机体对生理功能活动的调节方式主要有哪些？各有何特点？

2.举例说明体内负反馈和正反馈的调节过程及其生理意义。

五、论述题

内环境稳态具有什么生理意义？机体如何保持内环境相对稳定？

第二章　细胞的基本功能

学习目标

1.掌握　细胞跨膜物质转运方式（单纯扩散、易化扩散、主动转运和膜泡运输）的概念，各转运方式的特点和意义；静息电位、极化、去极化、超极化和复极化的概念，静息电位的产生机制；动作电位的概念、特点、产生机制。

2.熟悉　神经-肌肉接头处兴奋传递的过程及特点。

3.了解　细胞膜的基本结构（液态镶嵌模型学说），局部电位。

一、细胞膜的物质转运功能

（一）细胞膜的分子结构

液态镶嵌模型学说：细胞膜以液态的脂质双分子层为基架，其中镶嵌着多种结构和功能不同的蛋白质。

（二）细胞膜的跨膜物质转运

1.单纯扩散　指脂溶性的小分子物质从细胞膜高浓度一侧向低浓度一侧转运的过程。转运的物质包括O_2、CO_2、N_2等气体分子以及乙醇、尿素等。

2.易化扩散　指在膜蛋白的帮助（或介导）下，非脂溶性的小分子物质或带电离子顺浓度梯度和（或）电位梯度进行的跨膜转运，可分为经通道易化扩散和经载体易化扩散两种形式。

（1）经通道易化扩散　是指各种带电离子在通道蛋白的介导下，顺浓度梯度和（或）电位梯度的跨膜转运。

离子通道的基本特征：离子选择性、转运速度快、通道开闭受控于不同因素。

（2）经载体易化扩散　是指水溶性小分子物质或离子在载体蛋白介导下顺浓度梯度进行的跨膜转运。

经载体易化扩散的特点：高度特异性、饱和性、竞争性抑制。

3.主动转运 指某些物质在膜蛋白的帮助下，由细胞代谢供能而进行的逆浓度梯度和（或）电位梯度跨膜转运。完成主动转运的膜蛋白本质上也属于载体，可根据其是否直接消耗能量分为原发性主动转运和继发性主动转运。

（1）原发性主动转运 指细胞直接利用代谢产生的能量将物质逆浓度梯度和（或）电位梯度转运的过程。原发性主动转运的物质通常为带电离子，介导原发性主动转运的膜蛋白或载体被称为离子泵，其化学本质是ATP酶，可直接分解细胞内的ATP供能。

离子泵的种类有钠-钾泵（同时转运Na^+和K^+，逆浓度差将3个Na^+移出胞外，将2个K^+移入胞内）、钙泵（转运Ca^{2+}）、质子泵（转运H^+）等。

钠泵活动的生理意义是：①钠泵活动造成的细胞内高K^+为胞质内许多代谢反应（如蛋白质合成）所必需；②维持胞内渗透压和细胞容积，防止细胞水肿；③钠泵活动形成的Na^+和K^+跨膜浓度梯度是细胞发生电活动如静息电位和动作电位的基础；④钠泵活动的生电效应可直接使膜内电位的负值增大；⑤钠泵活动建立的Na^+跨膜浓度梯度可为继发性主动转运提供势能储备。

（2）继发性主动转运 有些物质可利用原发性主动转运形成的离子浓度梯度，在这些离子顺浓度梯度扩散的同时逆浓度梯度和（或）电位梯度进行跨膜转运，这种间接利用ATP能量的主动转运过程称为继发性主动转运。继发性主动转运的类型有如下两种。①同向转运：被转运的分子或离子都向同一方向运动，如Na^+-葡萄糖同向转运体；②逆向转运：被转运的分子或离子向相反方向运动，如Na^+-Ca^{2+}交换体和Na^+-H^+交换体。

4.膜泡运输 指大分子物质或团块类物质进出细胞的过程，包括入胞（白细胞吞噬细菌）和出胞（内分泌细胞分泌激素）。

二、细胞的电活动

（一）静息电位

1.静息电位的概念 指细胞安静时存在于细胞膜两侧的电位差。细胞膜电位所处的外正内负的稳定状态称为极化。静息电位增大（如细胞内电位由-70mV变为-90mV）的过程或状态称为超极化，表示膜的极化状态增强。静息电位减小（如细胞内电位由-70mV变为-50mV）的过程或状态称为去极化，表示膜的极化状态减弱。细胞膜去极化后再向静息电位方向恢复的过程称为复极化。此外，若膜内电位经去极化至零电位后进一步变为正值，使膜两侧电位的极性与原来的极化状态相反，称为反极化。此时膜内电位高于零电位的部分称为超射。

2.静息电位的产生机制 静息电位是带电离子跨膜转运的结果，而离子跨膜转运主要取决于膜两侧离子的浓度差和膜对离子的通透性，钠泵的生电作用也参与静息电位的形成。

（1）细胞膜内外离子分布不均，细胞外液Na^+浓度较高，有向内扩散的趋势，细胞内液K^+浓度较高，有向外扩散的趋势。

（2）安静时细胞膜对K^+的通透性较高，对Na^+和Cl^-通透性很小，对蛋白质不通透。静息电位主要是K^+外流达到平衡时候的电位。当浓度差（K^+外流的动力）与电场力（K^+外流的阻力）达到动态平衡时，K^+的净移动为零，细胞膜两侧形成一个相对稳定的电位差，即K^+的电-化学平衡电位。

（二）动作电位

1.动作电位的概念 指可兴奋细胞受到有效刺激后，在静息电位的基础上产生的一次迅速可扩布的电位变化。

2.动作电位的波形 包括锋电位和后电位两部分。锋电位由快速去极化的上升支和快速复极化的下降支组成。后电位包括负后电位和正后电位。

3.动作电位的特点 ①“全或无”现象；②不衰减性传导；③不能融合。

4.动作电位的产生机制 用离子流学说来解释。上升支是由Na^+内流形成，下升支是由K^+外流形成。复极后钠泵被激活通过主动转运恢复细胞膜两侧Na^+和K^+的分布。

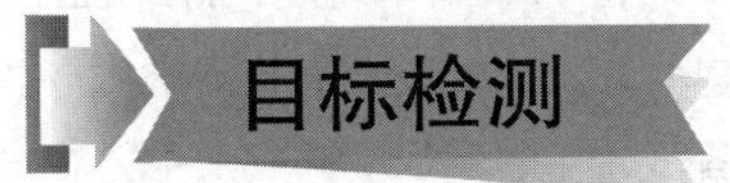

一、选择题

（一）A型选择题（单项选择题，每题有A、B、C、D、E五个备选答案，请从中选出一个最佳答案）

1.易化扩散不同于单纯扩散的是

A.顺浓度差进行　　B.逆浓度差进行

C.消耗能量　　D.需要膜蛋白协助

E.是大分子物质的转运形式

2.细胞膜的主动转运是借助于膜上

A.载体蛋白的耗能过程　　B.通道蛋白的耗能过程

C.泵蛋白的耗能过程　　D.受体蛋白的耗能过程

E.载体蛋白的非耗能过程

3.氨基酸进入一般细胞的过程属于

A.单纯扩散　　B.载体转运

C. 通道转运　　D. 主动转运

E. 入胞

4. 小分子物质在膜蛋白质的帮助下，顺浓度差通过细胞膜的过程属于

A. 单纯扩散　　B. 易化扩散

C. 主动转运　　D. 出胞

E. 入胞

5. 被动转运包括

A. 单纯扩散和主动转运　　B. 易化扩散和主动转运

C. 单纯扩散和易化扩散　　D. 入胞和出胞

E. 主动转运、入胞和出胞

6. 下列关于单纯扩散的说法，错误的是

A. 是脂溶性小分子物质的转运形式　　B. 葡萄糖进出细胞属于单纯扩散

C. 不需要膜蛋白的协助　　D. 顺浓度差进行

E. 不需要细胞消耗能量

7. 下列关于易化扩散的说法，错误的是

A. 分为通道转运和载体转运　　B. 顺浓度差进行

C. 需要膜蛋白的协助　　D. 是脂溶性小分子物质的转运形式

E. 不需要细胞消耗能量

8. 不属于载体转运的特点是

A. 消耗能量　　B. 高度特异性

C. 饱和性　　D. 竞争性抑制

E. 需要载体蛋白的协助

9. K^+由细胞内向细胞外跨膜转运属于

A. 单纯扩散　　B. 易化扩散

C. 主动转运　　D. 入胞

E. 出胞

10. 正常细胞内K^+浓度约为细胞外K^+浓度的

A. 12倍　　B. 30倍

C. 50倍　　D. 60倍

E. 70倍

11. 钠泵每分解1分子ATP，可

A. 泵出3个Na^+、泵入2个K^+　　B. 泵出2个Na^+、泵入3个K^+

C. 泵出5个Na^+、泵入3个K^+　　D. 泵出1个Na^+、泵入2个K^+

E. 泵出3个Na^+、泵入4个K^+

12. 关于继发性主动转运的叙述，错误的是

A. 所需的能量间接来自于ATP的分解

B. 所需能量来自钠泵活动造成的膜内外的K^+势能储备

C. 分为同向转运和逆向转运

D. 小肠黏膜对氨基酸的吸收属于同向转运

E. 心肌细胞膜上的Na^+–Ca^{2+}交换属于逆向转运

13. 由钠泵所造成的势能储备可使葡萄糖或氨基酸与下列哪种物质发生同向转运

A. K^+　　B. Na^+

C. Ca^{2+}　　D. Cl^-

E. Mg^{2+}

14. 需要细胞消耗能量的物质转运形式是

A. 单纯扩散和主动转运　　B. 易化扩散和主动转运

C. 单纯扩散和易化扩散　　D. 入胞和出胞

E. 主动转运、入胞和出胞

15. 属于大分子或团块类物质的转运形式是

A. 单纯扩散　　B. 易化扩散

C. 原发性主动转运　　D. 继发性主动转运

E. 入胞和出胞

16. 通过入胞的方式进入细胞的是

A. Na^+　　B. O_2和CO_2

C. 葡萄糖　　D. 氨基酸

E. 细菌

17. 内分泌细胞分泌激素的过程属于

A. 单纯扩散　　B. 易化扩散

C. 主动转运　　D. 入胞

E. 出胞

18. 白细胞吞噬异物或细菌的过程属于

A. 单纯扩散　　B. 易化扩散

C. 主动转运　　D. 入胞

E. 出胞

19. 动作电位的上升支Na^+的内流属于

A. 单纯扩散　　B. 载体转运

C.主动转运　　D.入胞

E.通道转运

20.关于静息电位产生的前提条件，正确的是

A.细胞膜内外的离子分布均匀

B.安静时细胞膜主要对Cl^-的通透性大

C.安静时细胞膜主要对Na^+的通透性大

D.细胞外的正离子以Na^+为主

E.细胞外的负离子以大分子蛋白质为主

21.静息电位的实测值小于钾平衡电位的理论值的主要原因是

A. Na^+有小量的通透性　　B. Ca^{2+}有小量的通透性

C. Mg^{2+}有小量的通透性　　D. Cl^-有小量的通透性

E.带负电的大分子蛋白质有小量的通透性

22.大多数细胞产生和维持静息电位的主要原因是

A.细胞内高K^+浓度和安静时膜主要对K^+有通透性

B.细胞内高K^+浓度和安静时膜主要对Na^+有通透性

C.细胞外高Na^+浓度和安静时膜主要对K^+有通透性

D.细胞内高Na^+浓度和安静时膜主要对Na^+有通透性

E.细胞外K^+高浓度和安静时膜主要对K^+有通透性

23.静息电位的大小接近于

A. Na^+平衡电位　　B. K^+平衡电位

C. Mg^{2+}平衡电位　　D. Ca^{2+}平衡电位

E. Cl^-平衡电位

24.增加细胞外的K^+浓度，静息电位变化的规律是膜电位的绝对值

A.增大　　B.先减小后增大

C.不变　　D.先增大后减小

E.减小

25.静息电位存在时细胞膜所处的状态称为

A.去极化　　B.复极化

C.超极化　　D.反极化

E.极化

26.神经纤维膜电位由+30mV变为−70mV的过程称为

A.去极化　　B.复极化

C.超极化　　D.反极化

E.极化

27.关于动作电位的产生机制，错误的是

A.是由“离子流学说”解释的

B.上升支是由Na^+内流形成的

C.是受到有效刺激产生的

D.下降支是由Na^+外流形成的

E.复极后钠泵被激活通过主动转运恢复细胞膜两侧Na^+和K^+的分布

28.阈电位是

A.引起动作电位的临界膜电位　B.引起超极化的临界膜电位

C.引起局部电位的临界膜电位　D.引起动作电位复极的临界膜电位

E.衡量传导性高低的指标

29.下列物质转运的过程需要消耗能量的是

A. O_2进入细胞　B. CO_2排出细胞外

C. K^+由细胞内向细胞外扩散　D.小肠吸收葡萄糖

E. Na^+由细胞外向细胞内扩散

30.人工减少神经细胞浸浴液中的Na^+浓度，则其动作电位的超射值将

A.增大　B.先减小后增大

C.不变　D.先增大后减小

E.减小

31.神经纤维的阈电位是

A. Na^+通道大量开放的膜电位临界值　B. Na^+通道开始关闭的膜电位临界值

C. K^+通道开始关闭的膜电位临界值　D. K^+通道大量开放的膜电位临界值

E. Na^+通道少量开放的膜电位值

32.神经纤维动作电位去极化过程中，膜电位值超过0mV的部分称为

A.去极化　B.超极化

C.复极化　D.超射

E.极化

33.细胞膜对Na^+通透性增加时，静息电位将

A.增大　B.减小

C.不变　D.先增大后减小

E.先减小后增大

34.关于神经-肌肉接头的叙述，错误的是

A.接头前膜含有大量的接头小泡

B.接头小泡内所含的递质是乙酰胆碱

C.接头前膜又称为终板膜

D.接头后膜上与乙酰胆碱结合的受体为N_2受体

E.接头后膜上有胆碱酯酶

35.神经细胞动作电位的幅度接近于

A.钾平衡电位
B.钠平衡电位
C.钠平衡电位与静息电位之和
D.钠平衡电位与静息电位之差
E.钠钾平衡电位之和

36.给细胞一次阈下刺激所引起的膜电位变化称为

A.局部电位
B.阈电位
C.动作电位
D.锋电位
E.后电位

37.关于神经动作电位的传导，下列说法错误的是

A.动作电位的传导是以局部电流方式进行的

B.解释动作电位传导的是“局部电流学说”

C.有髓神经纤维的传导呈跳跃式，因而传导速度较快

D.随着传导距离的增加，动作电位的幅度逐渐减小

E.神经动作电位的传导又称为神经冲动

38.神经–骨骼肌接头传递兴奋的递质是

A.去甲肾上腺素
B.乙酰胆碱
C.多巴胺
D.Ca^{2+}
E.肾上腺素

39.终板膜上的受体是

A. α 受体
B. β 受体
C. M受体
D. N_1受体
E. N_2受体

40.终板膜上分解乙酰胆碱的酶是

A. ATP酶
B.磷酸二酯酶
C.胆碱酯酶
D.腺苷酸环化酶
E.胆碱乙酰化酶

41.在神经–肌肉接头处的兴奋传递中，影响神经递质释放的主要因素是

A. Na^+
B. Cl^-
C. Ca^{2+}
D. Mg^{2+}

E. K^+

42.终板电位的形成，主要是由于

A. K^+外流 B. Cl^-内流

C. Na^+内流 D. Ca^{2+}内流

E. Mg^{2+}内流

43.下列关于神经–肌肉接头处兴奋传递过程的说法，错误的是

A.当神经冲动沿神经纤维传到轴突末梢时，接头前膜的Ca^{2+}通道开放，Ca^{2+}内流

B.接头前膜释放的乙酰胆碱与终板膜上的N_2型乙酰胆碱受体结合

C.接头前膜释放的神经递质是乙酰胆碱

D.终板膜上有丰富的电压门控Na^+通道

E.终板电位是局部电位

44.下列关于神经–肌肉接头兴奋传递的特点不包括

A. 1∶1传递 B.双向传递

C.时间延搁 D.易受环境变化影响

E.易受药物影响

45.有机磷农药中毒时，可使

A.乙酰胆碱释放增加 B.乙酰胆碱释放减少

C.接头前膜Ca^{2+}内流减少 D.胆碱酯酶活性降低

E.骨骼肌终板处的乙酰胆碱受体功能障碍

46.氨基酸或葡萄糖逆浓度差跨膜转运的方式属于

A.单纯扩散 B.载体转运

C.通道转运 D.原发性主动转运

E.继发性主动转运

47.单纯扩散、易化扩散和主动转运的共同特点是

A.需要消耗能量 B.顺浓度差进行

C.逆浓度差进行 D.转运的都是小分子物质

E.有饱和性

48.下列属于继发性主动转运的是

A. O_2进入细胞 B.肾小管重吸收葡萄糖

C. K^+由细胞内向细胞外扩散 D. CO_2排出细胞外

E.肾小管重吸收水

（二）B型选择题（共用备选答案，每题只有一个正确的答案）

（1~4题共用备选答案）

A.去极化 B.复极化

C.反极化　　D.超极化

E.极化

1.膜内电位由负变正，称为

2.在静息电位基础上膜内电位负值增大，称为

3.在静息电位基础上膜内电位负值减小，称为

4.安静状态下细胞膜两侧外正内负的状态，称为

（5~8题共用备选答案）

A.单纯扩散　　B.易化扩散

C.主动转运　　D.入胞

E.出胞

5.肾小管对葡萄糖的重吸收是

6.神经末梢突触小泡内递质的释放是

7.人体内O_2和CO_2进出细胞膜是通过

8.动作电位下降支的K^+外流属于

（9~11题共用备选答案）

A.解磷定　　B.新斯的明

C.筒箭毒碱　　D.阿托品

E.有机磷农药

9.恢复胆碱酯酶活性的是

10. N_2型ACh受体门控通道的特异性阻断剂是

11.能使胆碱酯酶失活的是

（12~14题共用备选答案）

A. Na^+的平衡电位　　B. K^+的平衡电位

C. Na^+平衡电位与K^+平衡电位之和　　D. Na^+平衡电位与K^+平衡电位之差

E.锋电位与超射之差

12.静息电位的大小接近

13.神经细胞动作电位峰值接近于

14.神经细胞动作电位的幅度接近于

（15~17题共用备选答案）

A.液态镶嵌模型学说　　B.离子流学说

C.局部电流学说　　D.调定点学说

E.血液循环学说

15.解释细胞膜结构的学说是

16.解释动作电位传导的学说是

17.解释静息电位产生机制的学说是

（三）X型选择题（多项选择题，每题有A、B、C、D四个备选答案，请从中选出2~4个正确答案）

1.经载体易化扩散的特点是

A.有结构特异性　　B.有饱和现象

C.逆电－化学梯度进行　　D.存在竞争性抑制

2.经通道易化扩散完成的生理过程有

A.静息电位的产生　　B.动作电位去极时相的形成

C.动作电位复极相中的K^+外流　　D.骨骼肌胞质中Ca^{2+}向肌质网内部聚集

3.钠泵的生理作用有

A.逆浓度差将胞内的Na^+转移到胞外，同时将胞外的K^+转移到胞内

B.与静息电位的维持有关

C.建立离子势能储备

D.维持细胞内正常的渗透压

4.局部兴奋

A.具有“全或无”特征　　B.具有电紧张电位的特征

C.可产生时间总和　　D.可产生空间总和

5.动作电位具有的特征是

A.具有“全或无”特征　　B.不衰减性传导

C.可产生时间总和　　D.可产生空间总和

6.动作电位在单一神经纤维上传导的特点有

A.双向传导　　B.不随距离延长而衰减

C.可以总和　　D.相对不疲劳

7.关于骨骼肌神经－肌肉接头处兴奋传递的叙述，正确的有

A.接头前膜量子式释放的递质是ACh

B.接头后膜有N_2型ACh受体阳离子通道

C.兴奋传递是一对一的

D.终板电位是指一个囊泡释放的ACh所引起的反应

二、名词解释

1.单纯扩散　　2.易化扩散

3.主动转运　　4.继发性主动转运

5.静息电位　　6.动作电位

7. 阈电位　　　　　　8. 去极化

9. 超极化

三、填空题

1. 细胞膜转运物质的方式包括________、________、________和________。

2. 物质转运时经载体易化扩散的特点有________、________、________。

3. 被动转运包括________和________。

4. 入胞可分为两种方式，即________和________。

5. 动作电位的特点有________、________和________。

6. 局部兴奋的特点有________、________和________。

7. 神经－肌肉接头的结构由________、________和________组成。

8. 影响骨骼肌收缩的主要因素有________、________和________。

9. 肌肉收缩时只有张力增加而无长度缩短称为________；长度开始缩短后肌张力不再变化的收缩称为________。

四、简答题

1. 简述易化扩散的特点。

2. 何谓静息电位？试述其产生机制。

3. 何谓动作电位？简述动作电位的特征。

4. 简述细胞膜的物质转运功能。

五、论述题

试述神经－肌肉接头处兴奋传递的特点。

第三章 血 液

学习目标

1. **掌握** 血浆渗透压及其生理作用；红细胞的功能，红细胞的生成与破坏；血液凝固的概念及基本步骤；ABO血型的分型依据及临床输血的基本原则。

2. **熟悉** 血量、影响血液凝固的因素。

3. **了解** 纤维蛋白溶解、Rh血型及临床意义。

一、血液生理概述

血液是在心血管系统内循环流动的一种流体组织，起着运输物质的作用。

（一）血量与血液的组成

血量是指全身血液的总量，正常成人的血量占体重的7%~8%，即70~80ml/kg。全身血液大部分在心血管系统中快速循环流动，称循环血量；小部分滞留在肝、肺、腹腔静脉和皮下静脉丛内，流动很慢，称储存血量。在运动或大出血等情况下，储存血量可被动员释放出来以补充循环血量。正常情况下，由于神经、体液的调节，血量保持相对恒定，是维持正常血压和各组织、器官正常血液供应的必要条件。

血液由血浆和血细胞组成。血细胞可分为红细胞、白细胞和血小板三类，其中红细胞数量最多，约占血细胞总数的99%。血细胞容积占全血容积的百分比称为血细胞比容，正常成年男性为40%~50%，女性37%~48%。

血浆是复杂的水溶液，包括水和溶解于其中的各种溶质。溶质主要是多种电解质、小分子有机化合物、气体分子和蛋白质。血浆蛋白分子量大，不能通过毛细血管壁，因此血浆和组织液的主要差别是组织液蛋白含量低。采用盐析法可将血浆蛋白分为白蛋白、球蛋白和纤维蛋白原三类。血液凝固后血凝块回缩所析出的淡黄色液体称血清，与血浆的主要区别是不含有纤维蛋白原。

（二）血液的理化特性

血液的理化特性见表3–1，血浆渗透压的形成、数值和生理意义见表3–2。

表 3–1　血液的理化特性

	理化特性	原因
动脉血	呈鲜红色	含 HbO_2 多
静脉血	呈暗红色	含 HbO_2 少
血浆	呈淡黄色	含有胆色素
全血比重	1.050~1.060	含血细胞和血浆蛋白
血浆比重	1.025~1.030	含有血浆蛋白
全血黏滞度	水的 4 ~5 倍	血液内部溶质分子与颗粒之间的摩擦
血浆 pH	7.35~7.45	$NaHCO_3/H_2CO_3$
血浆渗透压	300mOsm/L	含有溶质

表 3–2　血浆渗透压的形成、数值和生理意义

	血浆晶体渗透压	血浆胶体渗透压
形成因素	电解质、葡萄糖、尿素等晶体物质（主要是 NaCl）	血浆蛋白（主要是白蛋白）
数值	298mOsm/L（大）	1.3mOsm/L（小）
生理意义	对维持细胞内外的水平衡、保持红细胞的正常形态和功能具有重要作用	对调节血管内外水分的交换、维持正常血浆容量具有重要作用

二、血细胞生理

（一）红细胞生理

1. 红细胞的功能　红细胞的主要生理功能是运输 O_2 和 CO_2，并参与缓冲血液的酸碱度。

2. 红细胞的生成与破坏　见表3–3。

表 3–3　红细胞的生成与破坏

<table>
<tr><td rowspan="2">生成部位</td><td>出生前（肝、脾）</td><td rowspan="2">再生障碍性贫血</td></tr>
<tr><td>出生后（红骨髓）</td></tr>
<tr><td rowspan="2">造血原料</td><td>Fe^{2+}</td><td>缺铁性贫血（低色素小细胞性贫血）</td></tr>
<tr><td>蛋白质</td><td>营养不良性贫血</td></tr>
<tr><td rowspan="2">成熟因子</td><td>维生素 B_{12}</td><td rowspan="2">巨幼细胞贫血</td></tr>
<tr><td>叶酸</td></tr>
<tr><td rowspan="2">破坏</td><td>寿命</td><td>120天左右</td></tr>
<tr><td>场所</td><td>肝、脾（脾亢时，脾性贫血）</td></tr>
<tr><td rowspan="2">调节激素</td><td>促红细胞生成素</td><td>肾性贫血</td></tr>
<tr><td>雄激素</td><td>红细胞男多于女</td></tr>
</table>

（二）白细胞生理

1. 白细胞的分类与数量 正常人白细胞总数为（4.0~10.0）× 10^9/L，其中中性粒细胞占50%~70%，嗜酸性粒细胞占1%~4%，嗜碱性粒细胞占0~1%，单核细胞占1%~7%，淋巴细胞占20%~40%。正常人白细胞的数量可因年龄和机体所处不同功能状态而变化。

2. 白细胞的生理特性和功能 各类白细胞均参与机体的防御功能。中性粒细胞具有变形游走、趋化性和吞噬特性，主要功能是吞噬细菌和异物。

（三）血小板生理

1. 血小板的数量和功能 血小板是从骨髓中成熟巨核细胞脱落下来的小块胞质。正常成人血小板数量为（100~300）× 10^9/L，低于50 × 10^9/L时易发生出血现象。

2. 血小板的主要生理功能 参与生理性止血过程及维持血管壁内皮细胞的完整性。血小板的生理特性是粘附、聚集、释放、收缩、吸附。

三、血液凝固

血液凝固指血液由流动状态变成不流动的凝胶状态的过程。血液凝固是一系列复杂的酶促反应过程，需要多种凝血因子的参与。多种凝血因子在肝细胞产生，肝脏疾病时常有凝血异常。

血浆和组织中直接参与血液凝固的物质称凝血因子。目前已知的凝血因子主要有14种，凝血因子具有以下特征。①通常大部分凝血因子（如FⅡ、FⅨ、FⅩ、FⅪ、FⅫ）是以无活性的酶原形式存在，须被激活才具有酶的活性。被激活的凝血因子在右下角标“a”（activated）表示其“活化型”。②除FⅣ是Ca^{2+}外，其余的凝血因子均为蛋白质。③FⅢ（组织因子）正常时只存在于血管外的组织，其他凝血因子均存在于新鲜血浆中，且多数在肝脏中合成，其中FⅡ、FⅦ、FⅨ、FⅩ的生成需要维生素K的参与，故称为依赖维生素K的凝血因子。当体内维生素K缺乏或肝功能受损时可引起凝血障碍。

血液凝固的过程是：①凝血酶原激活物的形成；②凝血酶的形成；③纤维蛋白的形成。

根据凝血酶原激活物形成的途径不同，将凝血分成内源性凝血和外源性凝血两条途径。内外源性激活途径的比较见表3-4。

表3-4 内外源性激活途径的比较

	内源性激活途径	外源性激活途径
起动激活物	内膜受损激活血浆中无活性的凝血Ⅻ因子	组织损伤、血管破裂释放凝血Ⅲ因子
参加凝血因子	血浆中全有	凝血Ⅲ因子除外

续表

	内源性激活途径	外源性激活途径
作用速度	稍慢（1~4分钟）	很快（数秒）
缺乏维生素K	受影响（Ⅱ、Ⅹ、Ⅸ）	Ⅶ
先天性凝血因子缺乏	A类血友病凝血因子Ⅷ 75% B类血友病凝血因子Ⅸ 25% C类血友病凝血因子Ⅺ 5%	无

四、血型和输血原则

血型是指血细胞膜上特异抗原的类型，但通常所说的血型主要指红细胞血型。当红细胞膜上的抗原（凝集原）与血清中对应的特异性抗体（凝集素）相遇时就会发生抗原–抗体的免疫反应，出现红细胞凝集现象，最终导致溶血。

（一）ABO血型系统

ABO血型系统依据细胞膜上的A抗原和B抗原分型。根据红细胞膜上特异抗原的有无及种类，ABO血型可分为A型、B型、AB型和O型。出生半年后在血中即可出现相应的抗A和抗B抗体，均属于天然抗体，为IgM型免疫球蛋白，不能通过胎盘。

（二）Rh血型系统

Rh血型系统分类复杂，为便于应用，依据是否含有D抗原而分为Rh阳性和Rh阴性。Rh阳性的红细胞膜上含有D抗原，Rh阴性则无D抗原。Rh血型无天然抗体，故Rh阴性的人在接受Rh阳性血的D抗原刺激后可产生免疫性抗D抗体，为分子量较小的IgG抗体，能透过胎盘。Rh阴性的人在第二次输Rh阳性的血液后可发生溶血；或二次妊娠Rh阳性胎儿后因母子血型不合发生新生儿溶血症。

（三）输血原则

输血是治疗某些疾病、抢救伤员生命和保证一些手术得以顺利进行的重要手段。为保证输血安全和提高输血的效果，必须遵守输血的原则。准备输血时，首先必须鉴定血型，保证供血者与受血者的ABO血型相合。输血需坚持同型输血，即使在ABO系统血型相同的人之间输血，也必须进行交叉配血试验。把供血者的红细胞与受血者血清进行配合试验，称交叉配血主侧；再将受血者的红细胞与供血者的血清作配合实验称交叉配血次侧。主侧次侧都不发生凝集，配血相合可以输血；主侧发生凝集则配血不合，禁止输血；主侧不发生凝集而次侧凝集，在紧急情况下可少量、缓慢、慎重输血，即异型输血。

目标检测

一、选择题

（一）A型选择题（单项选择题，每题有A、B、C、D、E五个备选答案，请从中选出一个最佳答案）

1.关于血浆蛋白的叙述，错误的是

A.血浆胶体渗透压主要是由白蛋白形成

B.球蛋白的作用是参与免疫功能

C.纤维蛋白原的主要作用是参与血液凝固

D.血浆蛋白包括白蛋白、球蛋白和纤维蛋白原

E.正常人血浆中浓度最高的蛋白是球蛋白

2. 0.9%的NaCl溶液和10%的葡萄糖溶液对于人体细胞内液而言，正确的是

A.两者都是等渗溶液　　B.两者都是高渗溶液

C.两者都是低渗溶液　　D.前者是低渗溶液，后者是高渗溶液

E.前者是等渗溶液，后者是高渗溶液

3.通常情况下，细胞内液与组织液理化性质相同的是

A. Na^+浓度　　B. K^+浓度

C. Cl^-浓度　　D.胶体渗透压

E.总渗透压

4.下列关于血液的论述，不正确的是

A.血液不透明　　B.血液具有黏滞性

C.血液呈弱碱性　　D.动脉血含氧量高呈鲜红色

E.红细胞渗透压大于血浆渗透压

5.红细胞比容是指

A.红细胞在血液中所占的容积百分比　　B.红细胞与血浆容量之比

C.红细胞与血清容量之比　　D.红细胞与白细胞容量之比

E.红细胞与血管容积之比

6.能造成生命危险的一次急性失血量至少为总血量的

A. 10%　　B. 20%

C. 30%　　D. 40%

E. 50%

7. 60kg体重的正常成年人的血量为

A. 3.0~3.6L
B. 4.2~4.8L
C. 5.4~6.0L
D. 6.0~7.0L
E. 7.0~8.0L

8. 血液正常的pH为

A. 7.15~7.25
B. 7.25~7.35
C. 7.35~7.45
D. 7.45~7.55
E. 7.55~7.65

9. 血浆胶体渗透压的生理作用是

A. 影响毛细血管内外水的交换
B. 影响细胞内外水的交换
C. 维持细胞正常体积
D. 维持细胞正常形态
E. 决定血浆总渗透压

10. 溶液渗透压的高低主要取决于

A. 溶质的性质
B. 溶质的种类
C. 溶质颗粒数目
D. 溶质颗粒大小
E. 溶质的分子质量

11. 下列蛋白中与凝血有关的是

A. 白蛋白
B. 球蛋白
C. 珠蛋白
D. 纤维蛋白原
E. 转运蛋白

12. 下列蛋白中与免疫功能有关的是

A. 白蛋白
B. 球蛋白
C. 珠蛋白
D. 纤维蛋白原
E. 转运蛋白

13. 血浆胶体渗透压主要的组成物质是

A. 无机盐
B. 葡萄糖
C. 白蛋白
D. 纤维蛋白原
E. 血细胞

14. 构成血浆晶体渗透压的主要成分是

A. 葡萄糖
B. 氨基酸
C. Na^+和Cl^-
D. $NaHCO_3$
E. 白蛋白

15. 血浆晶体渗透压下降，可能发生

A. 红细胞皱缩
B. 红细胞膨胀
C. 血容量减少
D. 组织液减少
E. 血容量增多

16. 血浆蛋白浓度降低时，引起水肿的原因是
A. 毛细血管通透性增高
B. 血浆胶体渗透压下降
C. 组织液胶体渗透压下降
D. 血浆晶体渗透压增高
E. 淋巴液回流量下降

17. 影响细胞内外水平衡的主要因素是
A. 组织液晶体渗透压
B. 血浆晶体渗透压
C. 血浆胶体渗透压
D. 组织液胶体渗透压
E. 血浆渗透压

18. 调节毛细血管内外水平衡及维持正常血量的主要因素是
A. 血浆晶体渗透压
B. 血浆胶体渗透压
C. 组织液晶体渗透压
D. 组织液胶体渗透压
E. 血浆渗透压

19. 下列溶液为等渗溶液的是
A. 10%葡萄糖溶液
B. 50%葡萄糖溶液
C. 9%NaCl溶液
D. 5%葡萄糖溶液
E. 5% NaCl溶液

20. 关于渗透压的叙述，下列错误的是
A. 血浆渗透压包括胶体渗透压和晶体渗透压
B. 血浆晶体渗透压小于血浆胶体渗透压
C. 血浆渗透压与0.9%NaCl和5%葡萄糖溶液的渗透压相等
D. 血浆晶体渗透压对维持红细胞内外水的平衡有重要作用
E. 血浆胶体渗透压对调节毛细血管内外的水分交换有重要作用

21. 我国成年女性血红蛋白的正常值为
A. 100~120g/L
B. 110~130g/L
C. 110~150g/L
D. 120~150g/L
E. 120~160g/L

22. 我国成年男性血红蛋白的正常值为
A. 100~120g/L
B. 110~130g/L
C. 110~150g/L
D. 120~150g/L
E. 120~160g/L

23. 红细胞的主要功能是

A. 形成血液黏滞性
B. 调节体温
C. 形成渗透压
D. 运输O_2和CO_2
E. 参与血液凝固

24. 把正常人的红细胞放入血沉快的人血浆中去，血沉会出现的变化是

A. 不变
B. 减慢
C. 增快
D. 先不变，后增快
E. 先不变，后减慢

25. 红细胞的悬浮稳定性差会导致

A. 溶血
B. 红细胞凝集
C. 血液凝固
D. 血沉加快
E. 出血时间延长

26. 出生后红细胞生成的主要部位是

A. 肝
B. 脾
C. 卵黄囊
D. 肾
E. 红骨髓

27. 红骨髓造血功能抑制可发生的是

A. 再生障碍性贫血
B. 缺铁性贫血
C. 巨幼细胞贫血
D. 肾性贫血
E. 脾性贫血

28. 红细胞生成的主要造血原料是

A. 维生素B_{12}
B. 叶酸
C. 蛋白质和铁
D. 维生素B_{12}和铁
E. 叶酸和铁

29. 铁摄入量不足可引起

A. 巨幼细胞贫血
B. 小细胞低色素贫血
C. 再生障碍性贫血
D. 溶血性贫血
E. 镰状细胞贫血

30. 慢性少量失血引起的贫血是

A. 再生障碍性贫血
B. 缺铁性贫血
C. 巨幼细胞贫血
D. 脾性贫血
E. 肾性贫血

31. 促使红细胞成熟的因子是

A. 叶酸和维生素B_{12}
B. 叶酸和维生素A
C. 叶酸和蛋白质
D. 维生素B_{12}和蛋白质
E. 维生素A和蛋白质

32. 巨幼细胞贫血产生的原因是缺少
A. 铁
B. 蛋白质和铁
C. 维生素B_{12}和叶酸
D. 促红细胞生成素
E. 雄激素

33. 可使促红细胞生成素释放增加的有效刺激因素是
A. 缺氧
B. 血糖浓度升高
C. 肾组织中氧分压升高
D. 血糖浓度降低
E. 组织二氧化碳分压升高

34. 正常成年男性红细胞及血红蛋白高于女性，主要是由于男性
A. 活动量大，组织相对缺氧
B. 骨骼粗大，骨髓造血较多
C. 体重大
D. 雄激素多
E. 促红细胞生成素多

35. 促红细胞生成素在人体主要的合成部位是
A. 肝脏
B. 脾脏
C. 心脏
D. 肾脏
E. 小肠

36. 调节红细胞生成的主要体液因素是
A. 孕激素
B. 雌激素
C. 甲状腺激素
D. 促红细胞生成素
E. 生长激素

37. 缺乏内因子，可导致
A. 维生素B_{12}吸收障碍，引起巨幼细胞贫血
B. 维生素A吸收障碍，导致夜盲症
C. 维生素B_2吸收障碍，引起巨幼细胞贫血
D. 维生素B_{12}吸收障碍，引起再生障碍性贫血
E. 维生素B_{12}吸收障碍，引起小细胞低色素贫血

38. 促红细胞生成素减少可发生
A. 再生障碍性贫血
B. 缺铁性贫血
C. 巨幼细胞贫血
D. 肾性贫血
E. 脾性贫血

39. 脾功能亢进，可引起

A. 再生障碍性贫血　　B. 缺铁性贫血

C. 巨幼细胞贫血　　D. 肾性贫血

E. 脾性贫血

40. 正常情况下，红细胞的平均寿命约为

A. 90天　　B. 100天

C. 110天　　D. 120天

E. 140天

41. 血液凝固发生的原因是

A. 纤维蛋白溶解　　B. 纤维蛋白激活

C. 纤维蛋白原转变为纤维蛋白　　D. 血小板聚集与红细胞叠连

E. 因子Ⅷ的激活

42. 血液凝固后所析出的淡黄色液体称为

A. 血浆　　B. 血清

C. 体液　　D. 细胞外液

E. 组织液

43. 血液凝固的内源性与外源性激活途径的主要差别是

A. 凝血酶原激活物的形成过程　　B. 凝血酶激活过程

C. 纤维蛋白形成过程　　D. 是否需要维生素K的参与

E. 有无Ca^{2+}的参与

44. 内源性凝血途径的始动因子是

A. 因子Ⅻ　　B. 因子Ⅺ

C. 因子Ⅹ　　D. 因子Ⅶ

E. 因子Ⅲ

45. 外源性凝血途径的始动因子是

A. 因子Ⅻ　　B. 因子Ⅺ

C. 因子Ⅹ　　D. 因子Ⅶ

E. 因子Ⅲ

46. 红细胞在0.6%~0.8%NaCl溶液中其形态变化是

A. 不变　　B. 破裂

C. 膨胀　　D. 皱缩

E. 体积变小

47. 红细胞在0.35%~0.30%NaCl溶液中其形态变化是

A. 不变
B. 破裂
C. 膨胀
D. 皱缩
E. 体积变小

48. 下列关于红细胞的叙述，错误的是

A. 红细胞是双凹圆盘形
B. 红细胞具有可塑变形能力
C. 红细胞的主要功能是运输 O_2 和 CO_2
D. 红细胞在血浆中容易下沉
E. 红细胞具有渗透脆性

49. 无论外源性凝血或内源性凝血，哪个凝血因子被活化，其后的过程是相同的

A. 因子Ⅶ
B. 因子Ⅸ
C. 因子Ⅹ
D. 因子Ⅺ
E. 因子Ⅲ

50. 由因子 X_a、V、Ca^{2+} 和 PF_3 形成的复合物是

A. 纤溶酶原激活物
B. 组织激活物
C. 血浆激活物
D. 凝血酶原激活物
E. 纤维蛋白原激活物

51. 下述因子不存在于血浆中的是

A. 因子Ⅴ
B. 因子Ⅲ
C. 因子Ⅹ
D. 因子Ⅻ
E. 因子Ⅶ

52. 下述因子不属于蛋白质的是

A. 因子Ⅴ
B. 因子Ⅲ
C. 因子Ⅳ
D. 因子Ⅻ
E. 因子Ⅶ

53. 大部分凝血因子在哪个脏器合成

A. 肾脏
B. 肝脏
C. 心脏
D. 肺脏
E. 脾脏

54. 因子Ⅱ、Ⅶ、Ⅸ、Ⅹ合成时需要何种维生素的参与

A. 维生素A
B. 维生素B
C. 维生素C
D. 维生素E
E. 维生素K

55. 血液凝固的主要步骤是

A. 凝血酶原形成→凝血酶形成→纤维蛋白形成

B. 凝血酶形成→纤维蛋白原形成→纤维蛋白形成

C. 凝血酶原激活物形成→凝血酶原形成→纤维蛋白形成

D. 凝血酶原激活物形成→凝血酶形成→纤维蛋白形成

E. 凝血酶原激活物形成→纤维蛋白形成

56. 下列因素中促凝的是

A. 低温　　B. 光滑面

C. 肝素　　D. 抗凝血酶Ⅲ

E. 注射维生素K

57. 通常所说的血型是指

A. 红细胞上受体的类型　　B. 红细胞表面特异凝集素的类型

C. 红细胞表面特异凝集原的类型　　D. 血浆中特异凝集素的类型

E. 血浆中特异凝集原的类型

58. 维生素K的作用是

A. 促进凝血酶原激活物的形成　　B. 促进血小板的释放反应

C. 参与肝脏合成凝血因子　　D. 稳定纤维蛋白

E. 抑制抗凝血酶的活性

59. 关于血浆晶体渗透压，正确的是

A. 当血浆晶体渗透压降低，会使红细胞膨胀、破裂，出现溶血

B. 比血浆渗透压高的溶液称为等渗溶液

C. 对维持血浆容量有重要作用

D. 主要由白蛋白形成

E. 当血浆晶体渗透压降低，会使红细胞皱缩

60. 某人失血后，先后缓慢输入A型血、B型血各150ml均未发生凝集反应，此人血型为

A. A型　　B. B型

C. O型　　D. AB型

E. A型或AB型

61. 血型划分的根据是

A. 红细胞上凝集原的有无和类别　　B. 血浆中凝集素的有无和类别

C. 凝集素和凝集原的配合情况　　D. 交叉配血的结果

E. 以上都不是

62. 某人红细胞表面的抗原是A抗原和B抗原，此人的血型是

A. A型
B. B型
C. O型
D. AB型
E. A型或AB型

63. 某人红细胞表面有A抗原，此人的血型可能是

A. A型
B. B型
C. A型或AB型
D. B型 或O型
E. A型或O型

64. 某人血浆中的抗体只有抗A，此人的血型是

A. A型
B. B型
C. O型
D. AB型
E. A型或AB型

65. 某人的红细胞与B型血的血清凝集，而其血清与B型血的红细胞不凝集，此人的血型为

A. A型
B. B型
C. AB型
D. O型
E. 无法判断

66. 下列关于ABO血型的叙述，错误的是

A. 血型依据其红细胞膜上是否含有A和B凝集原而定
B. 同一机体其血浆不含有与自身红细胞凝集原相对应的凝集素
C. 凝集原与相对应的凝集素混在一起可发生红细胞凝集反应
D. 同型血输血前也必须做交叉配血试验，一般完全相合才行
E. 再次让同一献血者给同一患者输血时，不必做交叉配血试验

67. 关于ABO血型的说法，正确的是

A. B型血的血浆中含有抗B凝集素
B. A型血的血浆中含有抗A凝集素
C. AB型血的血浆中含有抗A和抗B凝集素
D. AB型血的红细胞膜上含有A凝集原和B凝集原
E. O型血的血浆中不含抗A凝集素和抗B凝集素

68. 下列情况可能发生溶血症的是

A. Rh阳性母亲所怀Rh阳性的胎儿
B. Rh阳性母亲所怀Rh阴性的胎儿
C. Rh阴性母亲所怀Rh阳性的胎儿
D. Rh阴性母亲所怀Rh阴性的胎儿
E. 父亲是Rh阴性，母亲为Rh阳性的胎儿

69. 下列关于输血的叙述，错误的是

A. ABO血型系统相符合便可输血，不需进行交叉配血

B. O型血的人为“万能供血者”

C. AB型血的人为“万能受血者”

D. 将O型血液输给其他血型的人时，应少量而且缓慢

E. Rh阳性的人可接受Rh阴性的血液

70. 关于Rh血型的叙述，错误的是

A. 在人类与ABO血型同时存在

B. 抗原存在于红细胞表面

C. 我国大多数人为Rh阴性血型

D. 人的血清中不存在能与该抗原起反应的天然抗体

E. Rh阴性者第一次接受Rh阳性的血液不会出现凝集反应

71. 输血时应主要考虑供血者的

A. 红细胞不被受血者的红细胞所凝集　B. 红细胞不被受血者的血浆所凝集

C. 红细胞不发生叠连　D. 血浆不被受血者的血浆所凝集

E. 血浆不被受血者的红细胞所凝集

72. ABO血型系统中有天然的凝集素，而Rh系统中

A. 有天然凝集素　B. 无天然凝集素

C. 有天然D凝集素　D. 有抗D凝集素

E. 以上均不对

73. 在ABO血型系统中，错误的是

A. 少量O型血可输给其他各型患者　B. 少量A型或B型血可输给AB型患者

C. 少量A型血可输给B型患者　D. 在输血前均应作交叉配血试验

E. 最好输同型血

74. Rh阳性是指红细胞膜上含有

A. A抗原　B. B抗原

C. C抗原　D. D抗原

E. E抗原

75. 正常人的静脉输入0.9%NaCl溶液后

A. 血浆渗透压不变　B. 血浆渗透压升高

C. 血浆渗透压下降　D. 红细胞皱缩

E. 红细胞膨大

76. 枸橼酸钠之所以能抗凝是因为

A. 增强血浆抗凝血酶的活性　B. 去除血浆中的Ca^{2+}

C. 抑制凝血酶活性　D. 中和酸性凝血物质

E. 增强纤溶酶的活性

77. 关于血液凝固的叙述，下列错误的是

A. 血液凝固是一系列凝血因子参与的复杂过程

B. 血液凝固的实质是可溶性纤维蛋白转化为不溶性纤维蛋白原

C. 血液凝固是个正反馈的过程

D. Ca^{2+}在血液凝固的多个环节中起重要作用

E. 凝血酶原激活物的形成分为内源性和外源性两条途径

78. 下列关于促凝和抗凝的措施，错误的是

A. 在术前注射维生素K，可促进肝脏合成凝血因子

B. 在术中，常用温热生理盐水纱布压迫止血

C. 低温可抑制酶的活性，减慢血液凝固

D. 将血液置于粗糙的容器中，可延缓凝血的过程

E. 肝素是临床常用的抗凝剂

（二）B型选择题（共用备选答案，每题只有一个正确的答案）

（1~2题共用备选答案）

A. 葡萄糖　　B. Na^+

C. K^+　　D. 球蛋白

E. 白蛋白

1. 血浆胶体渗透压主要来源是

2. 血浆晶体渗透压主要来源是

（3~4题共用备选答案）

A.（4500~5500）× 10^9/L　　B.（4~10）× 10^9/L

C.（3800~4600）× 10^9/L　　D.（100~300）× 10^9/L

E.（4.5~5.5）× 10^9/L

3. 正常人安静时的白细胞计数为

4. 正常人血液中血小板计数为

（5~6题共用备选答案）

A. 等渗溶液　　B. 等张溶液

C. 等渗、等张溶液　　D. 非等渗、非等张溶液

E. 高渗溶液

5. 0.9%NaCl是

6. 1.9%尿素是

（7~8题共用备选答案）

A. 维生素B_1　　B. 维生素B_{12}

C. Ca^{2+}　　D. Fe^{2+}

E. 维生素K

7. 小细胞低色素性贫血缺少

8. 巨幼细胞贫血缺少

（9~11题共用备选答案）

A. 叠连　　B. 皱缩

C. 破裂　　D. 膨大

E. 形态不变

9. 红细胞在1% NaCl的溶液中将会发生

10. 红细胞在0.8% NaCl的溶液中将会发生

11. 置于5%的葡萄糖溶液中的红细胞将会发生

（三）X型选择题（多项选择题，每题有A、B、C、D四个备选答案，请从中选出2~4个正确答案）

1. 血浆蛋白的主要生理功能是

A. 多种代谢物的运输载体　　B. 维持血浆胶体渗透压

C. 参与机体免疫功能　　D. 参与生理性止血

2. 血清与血浆的区别在于血清

A. 缺乏纤维蛋白原　　B. 增加了血小板释放的物质

C. 缺乏某些凝血因子　　D. 白蛋白含量多

3. 小血管损伤后，生理止血过程包括

A. 受损小血管收缩　　B. 血小板聚集形成止血栓

C. 受损局部血液凝固成血凝块　　D. 血管壁修复，伤口愈合

二、名词解释

1. 血细胞比容　　2. 等渗溶液

3. 等张溶液　　4. 红细胞沉降率

5. 生理性止血　　6. 血型

7. 血液凝固　　8. 红细胞凝集反应

三、填空题

1. 血液置于抗凝管中离心沉淀后，可分为三层：上层为________，下层为________，中间一薄层灰白色为________。

2. 正常成年人的血量约占体重的________，其中大部分在心血管中流动称为________，

小部分滞留在肝、脾、肺以及静脉等贮血库中，称为________。

3. 红细胞的主要功能是运输________，这一功能主要是由________完成的。

4. 红细胞的脆性越小，说明红细胞对低渗盐溶液的抵抗力越________，越不易________。

5. 红细胞生成的主要原料是________和________。促成熟因子有________和________。

6. 血液凝固的三个基本步骤是________、________和________。

7. 用盐析法可将血浆蛋白分为________、________和________三大类。其中含量最多的是________，它是构成血浆________渗透压的主要部分，________是防御功能的重要组成部分，________则参与血液凝固。

四、简答题

1. 血浆渗透压是如何形成的？有何生理意义？

2. 请根据所学生理学知识，试分析产生贫血的可能原因。

3. 试述ABO血型系统的分型依据以及输血原则。

4. 简述红细胞生成的条件。

五、论述题

正常情况下，为什么心血管内的血液不会发生凝固而处于流动状态？

第四章　血液循环

学习目标

1. 掌握　心动周期的概念；心脏泵血功能的评定；心排出量及其影响因素；动脉血压的形成及影响因素；中心静脉压的概念及意义；影响静脉回心血量的因素；组织液生成和回流的机制及影响因素；减压反射。

2. 熟悉　各类血管的功能特点；心脏泵血的过程；心音。

3. 了解　心肌细胞的生理特性；正常心电图波形及意义；心血管活动的体液调节。

一、心脏生理

（一）心动周期

1. 心动周期的概念　心房或心室每收缩和舒张一次所经历的时间。

2. 心动周期的特点及意义　心动周期的特点是：①在心动周期中，心房和心室的舒张期都明显长于收缩期。②心动周期与心率呈反比关系，心率增快，心动周期缩短，收缩期和舒张期均缩短，但舒张期缩短更明显。心动周期的意义是：①保证心脏长期工作不易发生疲劳；②使心脏得到足够的血液充盈。

（二）心脏泵血功能的评价

1. 每搏输出量　一侧心室每次收缩射出的血量，简称搏出量。安静时60~80ml，运动时140~200ml。

2. 射血分数　正常情况下，每一心动周期中，心室并没有射出心室内的全部血量。搏出量占心室舒张末期容积的百分比，称为射血分数。射血分数=每搏输出量/心室舒张末期容积。

安静状态射血分数为55%~65%，当加强收缩时，射血分数可达85%以上。

3. 心输出量　一侧心室每分钟射出的血量，即每搏输出量 × 心率。

4. 心指数　每平方米体表面积计算的心输出量。心指数=心输出量/体表面积。目前认为，用心指数来评价不同大小个体间的心脏功能比较合理。

（三）心音

在心动周期中，心肌收缩、瓣膜开闭、血液流速改变和血流对心血管壁的冲击等因素引起的机械振动，通过心脏周围组织的传导，用听诊器在胸壁上可听到的声音，称为心音。在一个心动周期中有4个心音，分别称为第一、第二、第三、第四心音。第一心音与第二心音的区别见表4–1。

表 4–1　第一心音与第二心音的区别

	第一心音	第二心音
特点	音调较低，响度大，持续时间较长	音调较高，响度较小，持续时间较短
产生原因	主要为心室肌收缩，房室瓣关闭振动	主要为心室肌舒张，动脉瓣关闭振动
产生时间	心缩期初 标志着心室收缩开始	心舒期初 标志着心室舒张开始
意义	反映心室肌收缩力的强弱及房室瓣的功能情况	反映动脉血压的高低及动脉瓣的功能状态

（四）影响心脏泵血功能的因素

1.搏出量　影响搏出量的因素有以下几种。①前负荷：心室舒张末期容积或压力；②后负荷：大动脉血压；③心肌的收缩能力。

2.心率　在一定范围内（40~180次/分），心率加快，心输出量增加。但心率过快，心室舒张期明显缩短，心室充盈量不足，心输出量将减少。反之，心率过慢，心室舒张期明显过长，心室充盈量达极限，尽管搏出量有所增加，但因心率过慢，心输出量减少。

二、血管生理

（一）各类血管的功能特点

1.弹性贮器血管

包括：主动脉、肺动脉主干及较大的分支。

功能：弹性贮器作用。

2.分配血管

包括：中等动脉及其分支。

功能：输送血液至器官组织。

3.阻力血管

包括：小动脉、微动脉、毛细血管后阻力血管。

功能：控制局部血灌流量，可增减外周阻力。

4.容量血管

包括：静脉。

功能：安静状态容纳60%~70%的血量（血液贮存库）。

5.短路血管

包括：小动脉和小静脉吻合支。

功能：调节体温。

（二）动脉血压

1.动脉血压的概念 指血液对动脉管壁的侧压力，一般指主动脉压。

2.动脉血压的形成 动脉血压的形成条件包括以下4点。①心血管系统有足够的血液充盈：这是动脉血压形成的前提条件。充盈程度可用循环系统平均充盈压表示。平均充盈压高低取决于循环血量和循环系统容量之间的相对关系。循环血量减少或循环系统容量增加，平均充盈压减小。②心脏射血：这是动脉血压形成的必要条件。心室收缩释放的能量一部分作为血液流动动能，另一部分转化为大动脉扩张储存的势能。心室射血是间断的，心动周期中动脉血压将发生周期性变化。心脏收缩时动脉血压升高，舒张时动脉血压降低。③外周阻力：外周阻力主要是指小动脉和微动脉对血流的阻力。外周阻力使得心室每次收缩射出的血液只有约1/3在心室收缩期流到外周，其余的暂时储存于主动脉和大动脉中，因而使得动脉血压升高。④主动脉和大动脉的弹性贮器作用：这对减小动脉血压在心动周期中的波幅具有重要意义。心脏收缩射血时，弹性贮器血管扩张可多容纳一部分血液，使射血期动脉血压不会升得过高；心脏舒张时，弹性贮器血管回缩，推动射血期多容纳的那部分血液流入外周，保持血液持续流动并维持舒张期血压，使之不会过度降低。

3.动脉血压的测量 目前临床上主要采用无创、简便的间接测量法。由于大动脉中的血压落差很小，故通常用上臂测得的肱动脉血压代表动脉血压。

4.动脉血压的正常值 动脉血压可用收缩压、舒张压、脉压和平均动脉压等数值来表示。收缩压是指心室收缩射血时，动脉血压急剧升高所达到的最高值。舒张压是指心室舒张时，动脉血压下降所达到的最低值。脉搏压简称脉压，是指收缩压和舒张压的差值。平均动脉压是指一个心动周期中每一瞬间动脉血压的平均值。在安静状态下，我国健康青年人的收缩压为100~120mmHg，舒张压为60~80mmHg，脉压为30~40mmHg。

5.影响动脉血压的因素 影响动脉血压的因素见表4–2。

表 4-2　影响动脉血压的因素及其效应

影响因素	效应			说明
	收缩压	舒张压	脉压	
每搏输出量↑	↑↑	↑	↑	收缩压主要反映搏出量多少
心率↑	↑	↑↑	↓	对舒张压影响较大
外周阻力↑	↑	↑↑	↓	舒张压主要反映外周阻力的大小
循环血量↓	↓↓	↓	↓	形成血压的前提
大动脉弹性↓	↑	↓	↑↑	缓冲收缩压，维持舒张压

（三）静脉血压

1. 静脉血压　根据测量部位的不同，可将静脉血压分为中心静脉压和外周静脉压。中心静脉压是指右心房和胸腔内大静脉的血压，正常值为4~12cmH_2O。外周静脉压指各器官静脉的血压（5~14cmH_2O）。静脉血压的特点是：①近心端低，远心端高；②易受重力影响，所以测量取平卧位。中心静脉压的高低取决于心脏射血能力和静脉回心血量之间的相互关系。中心静脉压是反映心血管功能的一项重要指标，并可作为临床控制补液量和补液速度的指标。

2. 影响静脉血液回流的因素　①循环系统平均充盈压；②心肌收缩力；③骨骼肌的挤压作用；④呼吸运动；⑤重力和体位。

（四）组织液与淋巴液的生成与回流

组织液是血浆经毛细血管壁滤过到组织间隙而形成的，是细胞赖以生存的内环境。

1. 组织液的生成　正常情况下，组织液由毛细血管动脉端不断产生，同时一部分组织液又经毛细血管静脉端返回毛细血管内，另一部分组织液则经淋巴管回流入血液循环。生成组织液的滤过的力量和重吸收的力量之差，称为有效滤过压。

有效滤过压=（毛细血管血压+组织液胶体渗透压）-（组织液静水压+血浆胶体渗透压）

2. 影响组织液生成的因素　正常情况下，组织液的生成与回流保持动态平衡，因此组织液总量维持相对恒定。如果这种动态平衡遭到破坏，使组织液生成过多或重吸收减少，就有过多的液体潴留在组织间隙而形成水肿。

（1）毛细血管血压　全身或局部的静脉压升高（如右心衰竭）可引起毛细血管血压增高，引起全身性水肿。

（2）血浆胶体渗透压　当血浆蛋白减少时，如营养不良或者肝肾疾病，可引起血浆胶体渗透压下降，有效滤过压增大而发生水肿。

（3）毛细血管壁通透性　在感染、烧伤、过敏等情况下，毛细血管壁的通透性异常增高，血浆蛋白可随液体渗出毛细血管，使血浆胶体渗透压下降，组织液胶体渗透压升高，有效滤过压增大，组织液生成增多，引起水肿。

（4）淋巴回流　从毛细血管滤出的液体约10%需经淋巴系统回流，故淋巴系统是否畅通可直接影响组织液回流。在某些病理情况下（如丝虫病患者），淋巴管堵塞，使淋巴回流受阻，含蛋白质的淋巴液就在组织间隙中积聚而形成淋巴水肿。

三、心血管活动的调节

（一）神经调节

1.心脏的神经支配及其作用（表4-3）

表4-3　心脏的神经支配及其作用

	心交感神经	心迷走神经
分布	整个心脏	主要分布于窦房结、心房肌、房室结、房室束及其分支，心室肌也有少量分布
末梢神经递质	去甲肾上腺素	乙酰胆碱
肌膜受体	β_1受体	M受体
生理作用	使心率加快，房室传导速度加快，心缩力加强，心输出量增多而血压升高	使心率减慢，房室传导速度减慢，心缩力减弱，心输出量减少而血压下降

2.血管的神经支配及作用（表4-4）

表4-4　血管的神经支配及作用

	交感缩血管神经	交感舒血管神经	副交感舒血管神经
支配器官	绝大多数血管只受交感缩血管神经的支配	骨骼肌血管 颜面皮下血管	脑、唾液腺、胃肠腺体和外生殖器的血管
作用受体	α（主要的）；β_2	M	M
生理作用	主要引起血管平滑肌收缩；使外周阻力↑血压↑	惊恐、激动或剧烈运动时被激活	调节局部组织器官血流量

3.颈动脉窦主动脉弓压力感受性反射（减压反射）　是指动脉管上的压力感受器受到血压对动脉管壁的机械牵张刺激，所引起的心血管活动变化。一般是当动脉压升高时反射性地引起心率减慢，血压降低。减压反射的反射弧主要组成如下。

（1）感受器　压力感受器位于颈动脉窦和主动脉弓，不是直接感受血压变化，而是感受血管壁的机械牵张程度。血压升高时，动脉管壁被牵张的程度加大，压力感受器的传入神经冲动增多。压力感受器对血压的波动性变化比持续性变化更敏感。

（2）传入神经　窦神经（汇入舌咽神经），主动脉神经（汇入迷走神经）。

（3）延髓心血管中枢　心迷走中枢、心交感中枢、交感缩血管中枢。

（4）传出神经　心迷走神经、心交感神经、交感缩血管神经。

（5）效应器　心脏、血管。

动脉血压↑→压力感受器传入冲动↑→心血管中枢（心迷走中枢兴奋，心交感和交感缩血管中枢抑制）→心迷走神经紧张↑、心交感神经紧张和交感缩血管神经紧张↓→心率、心输出量、外周阻力↓→血压↓；相反，血压↓→压力感受器传入冲动↓→压力感受性反射↓→血压↑，属于负反馈调节模式。

减压反射的生理意义是：在短时间内快速调节动脉血压，维持动脉血压相对稳定。

（二）体液调节

肾上腺素和去甲肾上腺素对心血管的作用见表4–5。

表4–5　肾上腺素和去甲肾上腺素对心血管的作用

	肾上腺素	去甲肾上腺素
心脏	心率加快，心肌收缩力明显增强，心输出量增加	心率减慢（减压反射的作用）
血管	皮肤、胃肠、肾血管收缩； 冠状动脉、骨骼肌血管舒张	冠状动脉舒张（局部体液因素）， 其他血管均收缩
血压	上升（心输出量增加）	明显上升（外周阻力增大）
临床应用	强心药	升压药

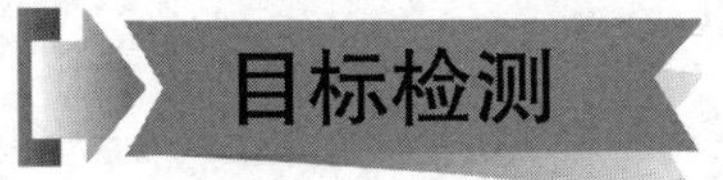

一、选择题

（一）A型选择题（单项选择题，每题有A、B、C、D、E五个备选答案，请从中选出一个最佳答案）

1.心室扩张早期，泵血功能减退时，宜选用的评定指标是

A.搏出量　　B.心输出量
C.射血分数　　D.心指数
E.在做功量

2.衡量心室泵血功能的主要指标是

A.心率　　B.心输出量
C.中心静脉压　　D.动脉血压
E.静脉回心血量

3.心输出量是指

A.每分钟一侧心室射出的血量　　B.每分钟一侧心房射出的血量
C.一次心跳一侧心室射出的血量　　D.一次心跳一侧心房射出的血量

E. 一次心跳两侧心室同时射出的血量

4. 关于心动周期的论述，以下错误的是

A. 通常是指心室活动的周期　　B. 持续的时间与心率有关

C. 有全心舒张期　　D. 舒张期大于收缩期

E. 房室有同步收缩的时期

5. 正常成人心率的范围是

A. 40~80 次 / 分　　B. 40~100 次 / 分

C. 80~100 次 / 分　　D. 100~200 次 / 分

E. 60~100 次 / 分

6. 用于分析比较不同个体心功能的常用指标是

A. 心输出量　　B. 心指数

C. 射血分数　　D. 心脏做功量

E. 心力储备

7. 可引起射血分数增大的因素是

A. 心室舒张末期容积增大　　B. 动脉血压升高

C. 心率减慢　　D. 心肌收缩能力增强

E. 射血时间缩短

8. 射血分数是指

A. 搏出量占心室收缩末期容积的百分比

B. 心输出量占心室舒张末期容积的百分比

C. 心输出量占心室收缩末期容积的百分比

D. 搏出量占心室舒张末期容积的百分比

E. 心输出量占心房舒张末期容积的百分比

9. 影响心输出量的因素不包括

A. 心肌收缩能力　　B. 心率

C. 外周阻力　　D. 前负荷

E. 后负荷

10. 心肌的前负荷是指

A. 心房收缩末期的容积或压力　　B. 心房舒张末期的容积或压力

C. 心室收缩末期的容积或压力　　D. 心室舒张末期的容积或压力

E. 心房或心室收缩末期的容积或压力

11. 与心输出量有关的说法，正确的是

A. 心输出量是一次心搏由两侧心室射出的血液量

B.心输出量是每分钟两侧心室输出的血液量

C.心输出量=心率×搏出量

D.心输出量常用于比较不同个体的心功能

E.睡眠时心输出量增加

12.心肌的后负荷是指

A.心室内压　　B.动脉血压

C.静脉血压　　D.毛细血管血压

E.中心静脉压

13.下列关于心输出量的叙述，错误的是

A.在一定范围内前负荷增加，心输出量增加

B.在其他因素不变的情况下，心肌后负荷增加，心输出量减少

C.临床输液速度过快或量过多时会导致前负荷过大

D.迷走神经兴奋时，心肌收缩能力增强，心输出量增多

E.在一定范围内心率增加，心输出量增加

14.心指数是指以下列哪项计算的心输出量

A.单位体重　　B.单位身高

C.单位体表面积　　D.单位年龄

E.单位能量消耗率

15.下列情况可使心输出量增加的是

A.刺激迷走神经传出纤维　　B.由平卧转为直立

C.心率加快超过180次/分　　D.心舒张末期容积减少

E.颈动脉窦内压降低

16.第一心音的产生主要是由于

A.房室瓣关闭　　B.动脉瓣关闭

C.房室瓣开放　　D.动脉瓣开放

E.大动脉内血流的摩擦

17.第二心音的产生主要是由于

A.房室瓣关闭　　B.动脉瓣关闭

C.房室瓣开放　　D.动脉瓣开放

E.大动脉内血流的摩擦

18.心肌自律细胞不包括

A.窦房结细胞　　B.房室结细胞

C.房室束细胞　　D.心室肌细胞

E. 浦肯野细胞

19. 心肌工作细胞包括

A. 窦房结细胞和浦肯野细胞
B. 心室肌细胞和心房肌细胞
C. 窦房结细胞和房室结细胞
D. 心室肌细胞和浦肯野细胞
E. 窦房结细胞和心室肌细胞

20. 形成心室肌细胞动作电位0期的离子基础是

A. Cl^- 外流
B. Ca^{2+} 内流
C. K^+ 外流
D. K^+ 内流
E. Na^+ 内流

21. 形成心室肌细胞动作电位2期的离子基础是

A. Ca^{2+} 外流
B. Ca^{2+} 内流和 K^+ 外流
C. K^+ 外流
D. Ca^{2+} 内流
E. Na^+ 内流

22. 老年人的脉压较青年人为大，主要是由于

A. 循环血量减少
B. 心输出量较少
C. 小动脉弹性降低
D. 主动脉和大动脉弹性降低
E. 心输出量较大

23. 关于形成心室肌细胞动作电位的离子基础的叙述，下述错误的是

A. 1期主要是 K^+ 外流
B. 2期主要是 Ca^{2+} 内流和 K^+ 内流
C. 3期主要是 K^+ 外流
D. 4期有 K^+ 内流
E. 0期主要是 Na^+ 内流

24. 自律细胞与非自律细胞的生物电活动主要区别是

A. 0期去极化速度
B. 0期去极化幅度
C. 3期复极化离子活动
D. 复极化时程的长短
E. 4期自动去极化

25. 浦肯野细胞与心室肌细胞动作电位的最大区别是

A. 0期去极化速度不同
B. 1期形成机制不同
C. 平台期持续时间相差悬殊
D. 3期复极化速度不同
E. 4期自动去极化

26. 浦肯野细胞4期自动去极化的原因是

A. Na^+ 和 Ca^{2+} 内流进行的增强
B. Na^+ 内流进行性的增强和 K^+ 外流逐渐衰减
C. K^+ 内流进行性的增强和 Na^+ 外流逐渐衰减

D. Ca^{2+}内流进行性的增强和K^+外流逐渐衰减

E. Ca^{2+}内流进行性的增强和Na^+外流逐渐衰减

27.窦房结细胞的起搏活动是由于

A. K^+递减性外流　　B. K^+递减性内流

C. K^+递减性外流和Na^+内流　　D. K^+递减性内流和Na^+内流

E. K^+递减性外流、Na^+内流和Ca^{2+}内流

28.窦房结能够成为心脏正常起搏点的原因是

A.静息电位仅为−70mV　　B.阈电位为−40mV

C. 0期去极化速度快　　D.动作电位没有明显的平台期

E. 4期自动去极化速度最快

29.窦房结细胞的阈电位相当于

A. Ca^{2+}平衡电位　　B. Na^+平衡电位

C. K^+平衡电位　　D.快钠通道激活电位

E.慢钙通道激活电位

30.窦房结细胞动作电位0期形成的离子流是

A. K^+外流　　B. K^+内流

C. Na^+内流　　D. Na^+外流

E. Ca^{2+}内流

31.心室肌细胞动作电位的主要特点是

A.持续时间短　　B.去极化幅度小

C. 0期去极化主要与Ca^{2+}内流有关　　D.升支与降支对称

E.复极化有平台期

32.下列属于心脏潜在起搏点的是

A.窦房结　　B.心房肌

C.房室结的结区　　D.浦肯野纤维

E.心室肌

33.心脏正常的起搏点是

A.窦房结　　B.心房肌

C.房室结　　D.浦肯野纤维

E.房室束

34.心肌的生理特性不包括

A.自律性　　B.兴奋性

C.传导性　　D.适应性

E.收缩性

35.正常情况下，自律性高低的比较，正确的是

A.窦房结细胞>浦肯野细胞>房室结细胞

B.窦房结细胞>房室结细胞>浦肯野细胞

C.浦肯野细胞>窦房结细胞>房室结细胞

D.房室结细胞>浦肯野细胞>窦房结细胞

E.浦肯野细胞>房室结细胞>窦房结细胞

36.在正常心脏，兴奋传导的顺序是

A.窦房结→房室交界→心房肌→室肌

B.窦房结→房室交界→心室肌→浦肯野纤维网→房肌

C.窦房结→心房肌→心室肌→浦肯野纤维网→心室肌

D.窦房结→心房肌→左右束支→浦肯野纤维网

E.窦房结→心房肌→房室交界→房室束和左右束支→浦肯野纤维网→心室肌

37.心脏内兴奋传导速度最慢的是

A.心房肌　　B.心室肌

C.浦肯野纤维　　D.房室交界

E.房室束

38.心脏内兴奋传导速度最快的是

A.心房肌　　B.心室肌

C.浦肯野纤维　　D.房室交界

E.房室束

39.房室延搁的生理意义是

A.使心室肌不会产生完全强直收缩　　B.使心率不至过快

C.使心律整齐　　D.使心肌收缩呈“全或无”现象

E.使心房、心室不会同时收缩

40.下列心肌细胞4期自动去极速度最快的是

A.窦房结细胞　　B.心房肌细胞

C.房室结细胞　　D.浦肯野细胞

E.心室肌细胞

41.第一心音的特点是

A.音调高，持续时间短　　B.音调高，持续时间长

C.音调低，持续时间短　　D.音调低，持续时间长

E.音调高，响度大

42. 第二心音标志着

A. 心室收缩的开始　B. 心室舒张的开始

C. 心房收缩的开始　D. 心房舒张的开始

E. 心室充盈的开始

43. 在血管系统中，下列称为弹性贮器血管的是

A. 大静脉　B. 小静脉

C. 小动脉　D. 大动脉

E. 毛细血管

44. 在血管系统中，下列称为容量血管的是

A. 静脉　B. 中动脉

C. 小动脉　D. 大动脉

E. 毛细血管

45. 影响血流阻力的最主要因素是

A. 血管的长度　B. 血液的黏滞度

C. 血流的速度　D. 血流的温度

E. 血管的半径

46. 血流阻力与血管半径的关系是

A. 与半径的大小成正比　B. 与半径的大小成反比

C. 半径的2次方成反比　D. 与半径的4次方成正比

E. 与半径的4次方成反比

47. 关于动脉血压的说法，错误的是

A. 收缩压是指心室收缩射血时，动脉血压上升所达到的最高值

B. 舒张压是指心室舒张时，动脉血压下降所达到的最低值

C. 平均动脉压是指收缩压与舒张压的平均值

D. 脉压是指收缩压与舒张压之差

E. 动脉血压一般是指主动脉内的血压

48. 关于平均动脉压的计算，正确的是

A. 收缩压 +1/3 脉压　B. 舒张压 +1/3 脉压

C. 收缩压 +1/3 舒张压　D. 舒张压 –1/3 脉压

E. 舒张压 +1/3 收缩压

49. 主动脉在维持舒张压中起重要作用，主要是由于主动脉

A. 口径大　B. 管壁厚

C. 管壁有可扩张性和弹性　D. 血流速度快

E.对血流的摩擦阻力小

50.在一般情况下，收缩压的高低主要反映

A.心率　　B.外周阻力

C.循环血量　　D.搏出量

E.主动脉管壁弹性

51.在一般情况下，舒张压的高低主要反映

A.心率　　B.外周阻力

C.循环血量　　D.搏出量

E.主动脉管壁弹性

52.心率加快，血压的变化是

A.舒张压升高比收缩压升高明显　　B.收缩压升高比舒张压升高明显

C.收缩压升高，舒张压下降　　D.收缩压下降，舒张压升高

E.收缩压和舒张压均下降

53.在一个心动周期中，收缩期与舒张期的关系是

A.房缩期长于室缩期

B.整个心动周期中，收缩期长于舒张期

C.收缩期与舒张期相等

D.整个心动周期中，舒张期长于收缩期

E.心室舒张期长于心房舒张期

54.主动脉和大动脉的弹性贮器作用降低时，动脉血压变化为

A.收缩压升高，舒张压下降　　B.收缩压升高比舒张压升高更明显

C.舒张压升高比收缩压升高更明显　　D.收缩压升高，舒张压不变

E.收缩压下降，舒张压不变

55.影响动脉血压的因素不包括

A.搏出量　　B.外周阻力

C.心率　　D.骨骼肌的挤压作用

E.大动脉的弹性贮器作用

56.大动脉硬化会导致

A.收缩压下降　　B.舒张压升高

C.脉压增大　　D.大动脉容量减少

E.脉搏传播速度减慢

57.冬天某老人进入温泉浴室后不久出现头晕，随即晕倒在地，分析其最可能的原因是

A.血管容量增加　　B.心输出量减少

C. 动脉血压升高　　D. 血量减少

E. 全身血管收缩

58. 中心静脉压的正常值为

A. 4~12cmH_2O　　B. 4~12mmHg

C. 4~12mmH_2O　　D. 8~12cmH_2O

E. 4~20cmH_2O

59. 患者的动脉血压降低，中心静脉压增高表示

A. 左心衰竭　　B. 全心衰竭

C. 右心衰竭　　D. 呼吸困难

E. 由平卧位变为直立位

60. 在血管系统中，下列为产生外周阻力的主要部位的是

A. 静脉　　B. 微静脉

C. 主动脉　　D. 微动脉

E. 毛细血管

61. 影响静脉回流的根本因素是

A. 重力　　B. 体位

C. 呼吸运动　　D. 骨骼肌的挤压作用

E. 小静脉与腔静脉间的压差

62. 影响静脉血回流的因素不包括

A. 心肌收缩力　　B. 重力与体位

C. 呼吸运动　　D. 骨骼肌的挤压作用

E. 外周阻力

63. 在微循环中，进行物质交换的主要部位是

A. 微动脉　　B. 真毛细血管

C. 通血毛细血管　　D. 动-静脉短路

E. 微静脉

64. 微循环直捷通路的组成是

A. 微动脉—毛细血管前括约肌—微静脉

B. 微动脉—毛细血管前括约肌—毛细血管网—微静脉

C. 微动脉—动-静脉吻合支—微静脉

D. 微动脉—后微动脉—毛细血管网—微静脉

E. 微动脉—后微动脉—通血毛细血管—微静脉

65. 关于微循环的叙述，错误的是

A. 微循环是指微动脉和微静脉之间的血液循环

B. 迂回通路的功能是实现血液与组织液之间的物质交换

C. 直捷通路的功能是保证静脉回心血量

D. 动－静脉短路的功能是调节体温

E. 直捷通路又称为营养通路

66. 生成组织液的有效滤过压等于

A.（毛细血管压＋组织液胶体渗透压）－（血浆胶体渗透压＋组织液静水压）

B.（毛细血管压＋血浆胶体渗透压）－（组织液胶体渗透压＋组织液静水压）

C.（毛细血管压＋组织液静水压）－（血浆胶体渗透压＋组织液胶体渗透压）

D. 毛细血管压＋组织液胶体渗透压＋血浆胶体渗透压－组织液静水压

E. 毛细血管压＋组织液静水压＋组织液胶体渗透压－血浆胶体渗透压

67. 右心衰竭时，组织液生成增加而导致水肿的主要原因是

A. 血浆胶体渗透压降低　　B. 毛细血管内压力增加

C. 组织液静水压降低　　D. 组织液胶体渗透压升高

E. 静脉压力低

68. 烧伤、过敏的患者引起机体局部水肿的主要原因是

A. 毛细血管壁的通透性增加　　B. 淋巴回流减少

C. 血浆胶体渗透压升高　　D. 毛细血管血压增高

E. 组织液胶体渗透压降低

69. 肾病综合征时，导致组织水肿的原因是

A. 毛细血管血压升高　　B. 血浆胶体渗透压降低

C. 组织液胶体渗透压增高　　D. 淋巴回流受阻

E. 毛细血管壁通透性增加

70. 下列因素中可使组织液生成增加的是

A. 毛细血管血流速度减慢　　B. 毛细血管血压升高

C. 血浆胶体渗透压升高　　D. 组织液静水压升高

E. 组织液胶体渗透压降低

71. 某患者出现颈静脉怒张，肝大和双下肢水肿，最可能的心血管疾病是

A. 左心衰竭　　B. 右心衰竭

C. 肺水肿　　D. 高血压

E. 中心静脉压降低

72. 关于组织液的生成与回流的说法，错误的是

A. 右心衰时，中心静脉压升高，静脉回流障碍，毛细血管血压升高，出现水肿

B.肝脏或某些肾脏疾病，血浆蛋白减少，血浆晶体渗透压降低，引起水肿

C.过敏或烧伤时，部分血浆蛋白渗出毛细血管，组织液胶体渗透压升高，出现水肿

D.丝虫病时，淋巴回流受阻，组织液回流减少，出现水肿

E.有效滤过压=（毛细血管血压+组织液胶体渗透压）-（血浆胶体渗透压+组织液静水压）

73.关于心脏的神经支配，错误的是

A.支配心脏的是心交感神经和心迷走神经

B.心交感神经节后纤维释放的递质是肾上腺素

C.心交感神经对心起兴奋作用

D.心迷走神经节后纤维释放的递质是乙酰胆碱

E.心迷走神经对心脏起抑制作用

74.调节心血管活动的基本中枢在

A.脊髓　　B.延髓

C.脑桥　　D.下丘脑

E.大脑

75.压力感受性反射的生理意义是

A.降低动脉血压　　B.升高动脉血压

C.减弱心血管活动　　D.加强心血管活动

E.维持动脉血压相对恒定

76.支配心脏的交感神经节后纤维释放的递质是

A.去甲肾上腺素　　B.肾上腺素

C.乙酰胆碱　　D.血管升压素

E.血管紧张素Ⅱ

77.支配心脏的迷走神经节后纤维释放的递质是

A.去甲肾上腺素　　B.肾上腺素

C.乙酰胆碱　　D.血管升压素

E.血管紧张素Ⅱ

78.在正常情况下，快速维持动脉血压相对恒定主要是依靠

A.颈动脉窦、主动脉弓压力感受性反射

B.颈动脉体、主动脉体化学感受性反射

C.容量感受性反射

D.心肺压力感受器反射

E.以上都不是

79. 动脉血压升高时，沿窦神经和主动脉神经传入冲动增加，将引起

A. 心迷走中枢兴奋，心交感中枢抑制，缩血管中枢兴奋

B. 心迷走中枢抑制，心交感中枢兴奋，缩血管中枢抑制

C. 心迷走中枢兴奋，心交感中枢抑制，缩血管中枢抑制

D. 心迷走中枢抑制，心交感中枢兴奋，缩血管中枢兴奋

E. 心迷走中枢兴奋，心交感中枢兴奋，缩血管中枢抑制

80. 有关动脉血压的叙述，正确的是

A. 大动脉管壁的弹性愈大，收缩压愈高

B. 搏出量增加时主要使舒张压升高

C. 外周阻力增加时，收缩压升高明显，脉压增大

D. 心率适当增快，舒张压升高明显，脉压增大

E. 大动脉弹性减退的老年人收缩压升高，舒张压降低

81. 静脉注射去甲肾上腺素后出现血压升高，心率减慢，后者出现的主要原因是

A. 去甲肾上腺素对心脏的抑制作用　　B. 去甲肾上腺素对血管的抑制作用

C. 减压反射活动加强　　D. 减压反射活动减弱

E. 大脑皮质心血管中枢活动减弱

82. 肾上腺素不具备的作用是

A. 使心肌收缩力加强　　B. 使心率加快

C. 使内脏皮肤血管收缩　　D. 使骨骼肌血管舒张

E. 使组织液生成减少

83. 关于中心静脉压的叙述，下列错误的是

A. 正常值为0.4~1.2 kPa

B. 是指胸腔大静脉和右心房的血压

C. 心脏射血能力减弱时，中心静脉压较低

D. 输液过快时中心静脉压高于正常

E. 中心静脉压的高低取决于心室射血能力和静脉回心血量之间的相互关系

84. 中心静脉压主要取决于

A. 平均动脉压　　B. 血管容量

C. 外周阻力　　D. 呼吸运动

E. 静脉回流量和心脏射血能力

（二）B型选择题（共用备选答案，每题只有一个正确的答案）

（1~4题共用备选答案）

A. 收缩压　　B. 舒张压

C.脉搏压　　D.平均动脉压

E.循环系统平均充盈压

1.心动周期中主动脉血压最高值称为

2.心动周期中主动脉血压最低值称为

3.收缩压和舒张压之差称为

4.血液停止循环后血液对血管壁的侧压力称为

（5~8题共用备选答案）

A. Na^{+} 内流　　B. Ca^{2+} 内流

C. K^{+} 外流　　D. Cl^{-} 内流

E. Mg^{2+} 内流

5.心室肌细胞0期去极是由于

6.窦房结细胞0期去极是由于

7.心室肌细胞3期复极是由于

8.窦房结细胞3期复极是由于

（9~12题共用备选答案）

A.窦房结　　B.心房肌

C.房室交界　　D.浦肯野纤维

E.心室肌

9.自律性最高的是

10.传导速度最快的是

11.传导速度最慢的是

12.收缩力最强的是

（13~14题共用备选答案）

A.心脏收缩力增强　　B.平卧体位

C.骨骼肌节律收缩　　D.循环血量增加

E.呼气运动

13.可引起静脉回心血量减少的是

14.可引起中心静脉压降低的是

（15~16题共用备选答案）

A.血浆胶体渗透压降低　　B.毛细血管血压升高

C.组织液胶体渗透压降低　　D.毛细血管壁通透性增加

E.淋巴回流受阻

15.营养不良性水肿的主要原因是

16.右心衰时下肢水肿的主要原因是

（17~20题共用备选答案）

A.组织液生成增多　　B.有效滤过压减小

C.血浆胶体渗透压升高　　D.中心静脉压升高

E.收缩压升高

17.血浆蛋白明显减少时

18.毛细血管血压上升时

19.心肌的射血能力增强时

20.右心衰竭时

（21~24题共用备选答案）

A.收缩压升高更明显　　B.收缩压降低更明显

C.舒张压升高更明显　　D.收缩压和舒张压均降低

E.收缩压升高，舒张压降低

21.搏出量增加时，动脉血压的变化是

22.心率加快时，动脉血压的变化是

23.外周阻力增加时，动脉血压的变化是

24.大动脉弹性降低时，动脉血压的变化是

（三）X型选择题（多项选择题，每题有A、B、C、D四个备选答案，请从中选出2~4个正确答案）

1.与骨骼肌相比，心肌的特点是

A.肌质网相对不发达　　B.对细胞外Ca^{2+}依赖性大

C.呈“全或无”式收缩　　D.不发生完全强直收缩

2.影响组织液回流的因素有

A.毛细血管静脉端的压力　　B.毛细血管壁的通透性

C.血浆胶体渗透压　　D.淋巴回流

3.中心静脉压高低可以反映

A.动脉血压高低

B.心脏射血能力和静脉回心血量之间的相互关系

C.胸膜腔的压力

D.静脉系统的容量

4.可使组织液生成有效滤过压升高的是

A.组织胶体渗透压降低　　B.血浆胶体渗透压降低

C.毛细血管血压升高　　D.组织液静水压降低

5.引起中心静脉压降低的原因有

A.右心功能不全　　B.输液过多过快

C.静脉回流减慢　　D.卧位转为直立位

6.以下变化可引起组织水肿的是

A.丝虫病引起的淋巴管阻塞　　B.过敏反应引起的毛细血管通透性增高

C.心力衰竭引起的静脉压升高　　D.肾病引起的蛋白尿

二、名词解释

1.心输出量　　2.心动周期

3.收缩压　　4.舒张压

5.期前收缩　　6.中心静脉压

7.射血分数　　8.心指数

9.每搏输出量　　10.心音

三、填空题

1.心室肌细胞动作电位由________和________两个过程组成，通常将此整个过程分为________、________、________、________和________共五个时期。

2.形成心室肌动作电位平台期的外向电流是________外流，内向电流主要是________内流。

3.心肌具有________、________、________和________四种生理特性。其中，不属于心肌电生理特性的是________。

4.心电图的P波，反映左右两心房的________过程，QRS波群代表左右两心室的________过程，T波反映心室________过程的电变化。

5.中心静脉压的高低取决于________和________之间的相互关系。

6.心迷走节后纤维末梢释放的递质是________，作用于心肌细胞膜上的________受体，可导致心率________，兴奋经房室交界传导速度________，心房肌收缩力________。这种作用可被________所阻断。

7.心交感神经兴奋时，其末梢释放的________和心肌细胞膜上的________受体结合，可导致心率________，兴奋经房室交界传导速度________，心肌收缩力________。这种作用可被________所阻断。

8.压力感受性反射是一种典型的________反馈调节机制，它的生理意义在于________。

四、简答题

1.简述影响动脉血压的因素。

2.简述影响静脉回心血量的因素。

3.简述动脉血压形成的条件。

4.影响组织液生成的因素有哪些？

5.影响心输出量的因素有哪些？

五、论述题

1.试述人体动脉血压如何保持相对稳定。

2.剧烈运动时，心输出量有何变化？是如何进行调节的？

3.试述正常心脏兴奋传导的途径、特点及房-室延搁的生理意义。

4.患者，男，24岁。体重70kg，参加爱心献血时，献血400ml后，除心率略加快外并无其他不适反应。

请问：（1）该男子献血量约占其总血量的百分比是多少？

（2）该男子为什么会出现心率加快？

第五章　呼　吸

学习目标

1.掌握　呼吸的概念与基本环节；肺通气的原动力和直接动力；胸膜腔负压的生理意义；肺活量、时间肺活量、肺泡通气量的概念；肺换气和组织换气的结果；影响肺换气的因素；O_2和CO_2的运输形式；血液中O_2、CO_2、H^+对呼吸运动的影响。

2.熟悉　呼吸运动的形式；肺通气的阻力；发绀与缺氧的关系。

3.了解　胸膜腔负压的形成原理。

呼吸是指机体与外界环境之间进行气体交换的过程。呼吸过程的三个环节是：①外呼吸包肺通气和肺换气两个过程，前者是指肺与外界环境之间的气体交换过程，后者是指肺泡和肺毛细血管之间的气体交换过程。②气体交换即O_2和CO_2在血液中的运输，是衔接外呼吸和内呼吸中间环节。③内呼吸是指血液与组织、细胞之间的气体交换过程。这三个环节是相互衔接且同时进行的，保证机体新陈代谢需要的O_2和排出CO_2，维持体内酸碱平衡。

一、肺通气

（一）肺通气的动力

直接动力是肺泡与外界环境之间的压力差。原动力是呼吸运动。

（二）胸膜腔负压

胸膜腔负压的生理意义是：①使肺维持扩张状态，使肺随胸廓运动而运动；②降低心房、腔静脉和胸导管内压力，促进静脉血和淋巴液的回流。

（三）肺通气功能的评价

肺通气功能通常通过肺通气量来评价。肺容积是不同状态下肺所能容纳的气体量，也是构成肺总量的基本分量。肺容量是两项或两项以上肺容积的组合气量。

1.肺容积

（1）潮气量（TV）　每次呼吸时吸入或呼出的气体量，正常成年人平静呼吸时的潮气量为400~600ml。

（2）补吸气量（IRV） 平静吸气末，再尽力吸气所能吸入的气体量，正常成年人为1500~200ml。

（3）补呼气量（ERV） 平静呼气末，再尽力呼气所能呼出的气体量，正常成年人为900~1200ml。

（4）余气量（RV） 最大呼气末，尚存留于肺内不能呼出的气体量，正常成年人为1000~1500ml。

2. 肺容量

（1）深吸气量（IC） 平静呼气末，做最大吸气时所能吸入的气体量，其是潮气量+补吸气量，是衡量最大通气潜能的指标之一。

（2）功能余气量（FRC） 平静呼气末，尚存留于肺内的气体量，其是余气量+补呼气量。

（3）肺活量（VC） 尽力吸气后，从肺内所能呼出的最大气体量，其是潮气量+补吸气量+补呼气量。正常成年男性约为3500ml，女性约为2500ml。其反映肺一次通气的最大能力。

（4）用力呼气量（FEV） 也称时间肺活量，指一次最大吸气后，尽力尽快呼气，然后计算第1、2、3秒末呼出气体量分别占肺活量的百分数。正常成人第1、2、3秒末的用力呼气量分别是83%、96%、99%，其中第一秒末用力呼气量最有意义。用力呼气量是评价肺通气功能较理想的指标。因其测试方法简单，已广泛应用于临床。

（5）肺总量（TLC） 肺所能容纳的最大气体量，其是潮气量+补吸气量+补呼气量+余气量，即肺容积各项分量的总和。

（四）肺通气量和肺泡通气量

1. 肺通气量 指每分钟吸入或呼出肺的气体量，为潮气量 × 呼吸频率。为6~9L/min。

最大随意通气量：最大限度地进行深而快呼吸时，每分钟吸入或呼出肺的气体量，为最大限度潮气量 × 最快呼吸频率，健康成人一般可达70~120L/min。

通气储备百分比=（最大随意通气量－肺通气量）/最大随意通气量 ×100%，正常值≥93%（反映通气储备能力）。

2. 无效腔与肺泡通气量

解剖无效腔：无气体交换能力的呼吸道（从上呼吸道→终末细支气管，约为150ml）。

肺泡无效腔：因无血流通过而不能进行气体交换的肺泡腔。生理无效腔=解剖无效腔+肺泡无效腔。

肺泡通气量：指每分钟吸入肺泡的新鲜空气量，肺泡通气量=（潮气量－无效腔气量）×呼吸频率。

二、肺换气和组织换气

（一）气体交换的基本原理

气体交换的方式是扩散，动力为分压差。气体扩散速率与组织两侧的气体分压差、温度、扩散面积和该气体的扩散系数成正比，与扩散距离（组织的厚度）成反比，与气体分子量的平方根也成反比。

（二）肺换气

1.肺换气的过程 肺换气是指肺泡与肺毛细血管之间的气体交换过程。肺换气的结果是静脉血变成动脉血。

2.影响肺换气的因素 影响肺换气的因素除上述的气体分压差、扩散面积、扩散距离、温度等因素外，还受呼吸膜及通气/血流比值的影响。

（1）呼吸膜的厚度 气体扩散速率与呼吸膜的厚度（扩散距离）成反比关系。由于呼吸膜（平均厚度约0.6 μm）和肺毛细血管血液层很薄，所以气体很容易扩散通过，交换速度快。当肺部病变（如肺纤维化、肺水肿）使呼吸膜增厚时，气体扩散速率降低。

（2）呼吸膜的面积 气体扩散速率与扩散面积成正比关系。正常成年人肺的总扩散面积约有100m^2，安静状态下约有40m^2，因此有相当大的贮备面积。当运动或劳动时，肺毛细血管开放数量和开放程度增加，有效扩散面积也相应增大。而肺不张、肺实变、肺气肿或肺毛细血管阻塞等，使呼吸膜扩散面积减小，气体扩散速率降低。

（3）通气/血流比值 指每分钟肺泡通气量（V_A）和每分肺血流量（Q）之间的比值，是衡量肺换气功能的指标。正常成年人安静时V_A/Q的平均值约为0.84，有利于气体交换。如果V_A/Q比值增大，意味着通气过剩，血流不足，相当于肺泡无效腔增大。反之，V_A/Q比值下降，则意味着通气不足，血流过剩，相当于发生了功能性动-静脉短路。

（三）组织换气

指血液与组织细胞之间的气体交换过程，经组织换气后，动脉血又变为静脉血。

三、气体在血液中的运输

O_2和CO_2在血液中的运输形式包括物理溶解和化学结合，以化学结合为主。虽然以物理溶解形式运输的O_2和CO_2很少，却是化学结合形式运输的前提条件。

（一）氧的运输

1.物理溶解 与气体溶解度和分压差相关。每100ml血液仅溶解0.3ml O_2，占血液运输总量1.5%。

2.化学结合 指O_2与红细胞内血红蛋白（Hb）的结合，占运输总量98.5%。血红蛋白与O_2的结合特点有：①反应进行快、可逆、不需酶的催化，结合还是解离取决于PO_2的高低；②是氧合反应，而非氧化反应；③1分子Hb可结合4分子O_2，氧合Hb鲜红色，去氧Hb紫蓝色。

发绀指当毛细血管床血液含去氧Hb达50g/L以上，皮肤、甲床或黏膜呈浅蓝色。

（二）CO_2的运输

1.CO_2的运输形式 CO_2的运输形式为物理溶解（5%）和化学结合（95%）。化学结合的主要形式为碳酸氢盐（88%）和氨基甲酸血红蛋白（7%）。

2.碳酸氢盐 主要在红细胞内进行，与红细胞内含有丰富的碳酸酐酶有关。在组织，反应利于生成碳酸氢盐；在肺部，反应方向相反，利于分解释放出CO_2。

3.氨基甲酰血红蛋白 反应快、可逆、无需酶催化。

四、呼吸运动的调节

CO_2、H^+和低氧对呼吸运动的调节见表5-1。

表5-1 CO_2、H^+和低氧对呼吸运动的调节作用

刺激因素	感受器	传入途径	效应	特点
CO_2 动脉血PCO_2↑	中枢化学感受器（主要） 外周化学感受器（快速）	窦神经 迷走神经	兴奋呼吸中枢 呼吸加深加快	维持呼吸中枢基本活动的最重要的生理性调节因素；CO_2麻醉；血PCO_2过高抑制呼吸
低O_2 动脉血PO_2↓ ＜80mmHg	外周化学感受器	窦神经 迷走神经	兴奋呼吸中枢 呼吸加深加快	中枢化学感受器发生适应后；低氧刺激外周化学感受器对维持呼吸运动十分重要；低氧直接抑制呼吸中枢
H^+动脉血 [H^+]↑	外周化学感受器（主要） 中枢化学感受器	窦神经 迷走神经	兴奋呼吸中枢 呼吸加深加快	H^+不易通过血-脑屏障；血液H^+刺激外周化学感受器为主

目标检测

一、选择题

（一）A型选择题（单项选择题，每题有A、B、C、D、E五个备选答案，请从中选出一个最佳答案）

1.肺内压等于大气压的时相是

A.呼吸全过程
B.呼气末和吸气初
C.吸气末和呼气初
D.呼气初和吸气初
E.呼气末和吸气末

2.平静呼吸时，肺内压低于大气压的时相是
A.呼气初
B.呼气末
C.吸气初
D.吸气末
E.呼吸全程

3.呼吸是指
A.肺泡与血液之间进行气体交换的过程
B.气体进出肺的过程
C.机体与外界环境之间进行气体交换的过程
D.气体进出血液的过程
E.组织细胞与内环境进行气体交换的过程

4.肺通气是指
A.肺与血液之间的气体交换
B.外环境与气道间的气体交换
C.肺与外环境之间的气体交换
D.外界O_2进入肺的过程
E.肺泡中CO_2排至外环境的过程

5.内呼吸是指
A.肺泡与肺毛细血管血液之间的气体交换
B.组织细胞和肺毛细血管血液之间的气体交换
C.线粒体内外的气体交换
D.细胞器之间的气体交换
E.组织细胞之间的气体交换

6.肺通气的直接动力是
A.肺内压与胸膜腔内压之差
B.肺内压与大气压之差
C.肺内压与气道阻力之差
D.胸膜腔内压与大气压之差
E.胸膜腔内压与肺内压之差

7.肺通气的原动力是
A.肺内压与大气压之差
B.肺的扩张和回缩
C.肺内压与胸膜腔内压之差
D.呼吸肌的收缩和舒张
E.胸膜腔内压的周期性变化

8.平静呼吸时，肺内压高于大气压的时相是
A.呼气初
B.呼气末

C.吸气初 D.吸气末

E.呼吸全程

9.胸壁穿刺伤使胸膜腔与大气相通，将造成

A.胸膜腔压力高于大气压 B.胸膜腔压力等于大气压

C.胸膜腔压力低于大气压 D.肺明显扩张

E.肺泡表面活性物质增多

10.维持胸膜腔负压的必要条件是

A.胸膜腔的密闭性 B.两层胸膜之间有浆液

C.呼吸肌收缩 D.胸膜腔内压低于大气压

E.肺内有表面活性物质

11.胸内负压的生理意义是

A.减少气道阻力 B.降低肺泡表面张力

C.使肺保持扩张状态 D.使肺的顺应性降低

E.减少液体渗入肺泡

12.肺通气的阻力主要来自于

A.气道阻力 B.非弹性阻力

C.呼吸肌的收缩力 D.弹性阻力

E.呼吸膜的收缩力

13.肺通气的弹性阻力约占总阻力的

A. 50% B. 60%

C. 70% D. 80%

E. 90%

14.影响气道阻力的主要因素是

A.气道长度 B.气流速度

C.气道口径 D.气体密度

E.气流量

15.气道阻力与气道半径的关系是

A. 2次方成正比 B. 2次方成反比

C. 3次方成正比 D. 3次方成反比

E. 4次方成反比

16.正常成人在平静呼吸时，潮气量为

A. 300~350ml B. 400~600ml

C. 600~700ml D. 500~800ml

E. 800~1000ml

17. 某人潮气量为500ml，呼吸频率为14次/分，其肺泡通气量约

A. 3000ml/min

B. 4000ml/min

C. 5000ml/min

D. 6000ml/min

E. 7000ml/min

18. 能较好评价肺通气功能的指标是

A. 潮气量

B. 补呼气量

C. 余气量

D. 时间肺活量

E. 功能余气量

19. 呼吸频率从12次/分增加到20次/分，潮气量从500ml减少到360ml，则

A. 肺泡通气量不变

B. 肺泡通气量增加

C. 肺泡通气量减少

D. 肺活量增加

E. 肺活量减少

20. 正常成人时间肺活量的数值是

A. 第一秒末约为70%

B. 第一秒末约为83%

C. 第一秒末约为96%

D. 第二秒末约为83%

E. 第三秒末约为96%

21. 每次吸入或呼出的气体量为

A. 潮气量

B. 肺活量

C. 用力呼气量

D. 肺泡通气量

E. 残气量

22. 肺部气体扩散的动力和决定气体扩散方向的关键因素是

A. 气体的溶解度

B. 气体的分压差

C. 气体的分子量大小

D. 肺泡膜的通透性

E. 通气/血流比值

23. 肺换气的结果是

A. 动脉血变成静脉血

B. 静脉血变成动脉血

C. 肺泡中的氧含量增加

D. 静脉血中的CO_2含量增加

E. 静脉血中的氧含量减少

24. 组织换气的结果是

A. 动脉血变成静脉血

B. 静脉血变成动脉血

C. 肺泡中的氧含量增加

D. 静脉血中的CO_2含量减少

E. 静脉血中的氧含量增加

25. 每分肺通气量为7500ml/min，呼吸频率为20次/分，无效腔为125ml，每分心输出量为5L，则通气/血流比值应是

A. 0.6
B. 0.8
C. 1.0
D. 1.2
E. 1.4

26. 下列关于通气/血流比值的描述，错误的是

A. 通气/血流比值是指肺泡通气量与每分钟经过肺的血流量的比值
B. 安静时正常比值是0.84
C. 肺动脉栓塞时，比值减小
D. 通气/血流比值增大，意味着肺泡无效腔增大
E. 通气/血流比值增大或减小，都会影响气体交换

27. 支配气道平滑肌的副交感神经兴奋将使

A. 平滑肌舒张，气道阻力降低
B. 平滑肌舒张，气道阻力增加
C. 平滑肌舒张，气道阻力不变
D. 平滑肌收缩，气道阻力增加
E. 平滑肌收缩，气道阻力降低

28. O_2运输的主要方式是

A. 物理溶解
B. 形成HbO_2
C. 形成碳酸氢盐
D. 形成氨基甲酸血红蛋白
E. 与血浆蛋白结合

29. 肺的有效通气量是指

A. 肺活量
B. 时间肺活量
C. 肺泡通气量
D. 最大通气量
E. 潮气量

30. CO_2在血液中运输的主要形式是

A. 形成碳酸氢盐
B. 物理溶解
C. 与血浆蛋白结合
D. 碳酸
E. 形成氨基甲酸血红蛋白

31. 体内CO_2分压最高的是在

A. 毛细血管血
B. 组织液
C. 肺泡气
D. 动脉血
E. 静脉血

32. 体内O_2分压最低的是在

A. 毛细血管血
B. 组织液

C. 肺泡气　　D. 动脉血

E. 静脉血

33. 有关O_2运输的叙述，错误的是

A. 运输形式有物理溶解和化学结合两种形式

B. O_2的结合形式是氧合血红蛋白

C. 血液中化学结合O_2量远大于物理溶解量

D. O_2与Hb的结合反应快、不需要酶的催化且可逆的

E. 吸入高压氧主要是增加化学结合的O_2量

34. 有关发绀的叙述，错误的是

A. 当毛细血管床血液中Hb达50g/L时，出现发绀

B. 严重贫血的人均会出现发绀

C. 严重缺O_2的人不一定都出现发绀

D. 高原红细胞增多症可出现发绀

E. CO中毒时不出现发绀

35. CO_2在血液中的运输形式最主要的是

A. 以溶解方式在血浆中运输

B. 以氨基甲酰血红蛋白的形式在红细胞内运输

C. 以碳酸氢盐的形式在红细胞内运输

D. 以碳酸氢盐的形式在血浆中运输

E. 以碳酸的形式在血浆中运输

36. 呼吸的基本中枢位于

A. 脊髓　　B. 延髓

C. 脑桥　　D. 中脑

E. 大脑

37. 下列有关氧在血液中运输的描述，错误的是

A. O_2主要与Hb结合运输　　B. O_2与Hb结合反应迅速可逆

C. O_2与Hb的结合反应需要酶催化　　D. O_2与Hb结合反应受PO_2影响

E. O_2运输包括物理溶解和化学结合

38. 下列指标能较好地检测肺换气效率的是

A. 肺泡通气量　　B. 通气/血流比值

C. 肺泡气PO_2动脉血PO_2之差　　D. 肺泡气PCO_2与动脉血PCO_2之差

E. 肺活量

39. 正常呼吸节律形成依赖于

A. 延髓和大脑
B. 小脑和大脑
C. 延髓和脑桥
D. 延髓和中脑
E. 脊髓和延髓

40. 正常成年女性的肺活量约为

A. 2L
B.3L
C. 2.5L
D. 4L
E. 3.5L

41. 正常成年男性的肺活量约为

A. 2L
B. 3L
C. 2.5L
D. 4L
E. 3.5L

42. 关于血液中CO_2对呼吸影响的叙述，错误的是

A. CO_2是调节呼吸的重要体液因素
B. 血液中CO_2升高可使外周化学感受器兴奋
C. CO_2可直接兴奋中枢化学感受器
D. 血液中CO_2浓度过低可出现呼吸暂停
E. 血液中CO_2浓度过高可出现呼吸麻痹

43. 血液H^+浓度升高使呼吸加强加快的主要途径是通过

A. 刺激呼吸肌
B. 通过肺牵张反射
C. 刺激中枢化学感受器
D. 刺激外周化学感受器
E. 通过呼吸肌本体感受性反射

44. 缺O_2主要通过下列哪种途径使呼吸运动增强

A. 直接刺激延髓呼吸中枢
B. 直接刺激脑桥呼吸中枢
C. 刺激颈动脉窦和主动脉弓感受器
D. 刺激中枢化学感受器
E. 刺激颈动脉体和主动脉体感受器

45. 中枢化学感受器最敏感的刺激物是

A. 血液中的CO_2
B. 血液中的H^+
C. 脑脊液中的H^+
D. 脑脊液中的CO_2
E. 脑脊液中的PO_2降低

46. 二氧化碳对呼吸运动的调节作用主要是通过刺激

A. 颈动脉体化学感受器
B. 主动脉体化学感受器
C. 肺牵张感受器
D. 延髓中枢化学感受器
E. 脑桥中枢化学感受器

（二）B型选择题（共用备选答案，每题只有一个正确的答案）

（1~3题共用备选答案）

A.外呼吸
B.肺通气
C.肺换气
D.气体运输
E.内呼吸

1.肺泡与血液之间进行气体交换的过程是

2.组织与血液之间进行气体交换的过程是

3.肺与环境进行气体交换的过程是

（4~5题共用备选答案）

A.胸膜腔内压与大气压的差
B.肺内压与大气压的差
C.胸膜腔内压与肺内压的差
D.血液与肺泡之间的气体分压差
E.血液与组织细胞之间的气体分压差

4.肺换气的动力是

5.组织换气的动力是

（6~8题共用备选答案）

A.物理溶解
B.化学结合
C.碳酸氢盐
D.氧合血红蛋白
E.氨基甲酸血红蛋白

6.气体运输的主要形式是

7.氧的主要运输形式是

8.CO_2的主要运输形式是

（9~10题共用备选答案）

A.刺激外周化学感受器
B.刺激中枢化学感受器
C.直接抑制呼吸中枢
D.直接刺激呼吸中枢
E.直接刺激脑桥呼吸中枢

9.动脉血中CO_2升高时，引起呼吸增强的主要机制是

10.低O_2对呼吸的刺激作用完全是通过

（11~13题共用备选答案）

A.脊髓
B.延髓
C.脑桥
D.小脑
E.大脑皮层

11.呼吸的基本中枢是

12. 呼吸的调整中枢是

13. 随意控制呼吸活动的中枢是

（三）X型选择题（多项选择题，每题有A、B、C、D四个备选答案，请从中选出2~4个正确答案）

1. 肺表面活性物质的作用有

A. 维持大小肺泡的稳定性　　B. 防止肺水肿

C. 降低吸气阻力　　D. 降低呼气阻力

2. 动脉血PCO_2升高对氧运输的影响，正确的是

A. 使Hb与氧的亲和力降低　　B. 使Hb的结构由T型转化为R型

C. 在组织间有利于O_2的释放　　D. 在肺部有利于O_2与Hb结合

二、名词解释

1. 呼吸　　2. 肺通气

3. 通气/血流比值　　4. 肺泡通气量

5. 血氧饱和度　　6. 肺活量

7. 时间肺活量（用力呼气量）

三、填空题

1. 呼吸的全过程包括________、________、________和________四个相互联系的环节。

2. 呼吸的生理意义在于维持内环境________和________含量的相对稳定。

3. 肺通气的直接动力是________与________之间的压力差，肺通气的原动力是________。

4. 肺泡通气量=________×________。

5. 氧和二氧化碳在血液中的运输形式有________和________。

6. CO_2的运输主要是以________的形式，在________中运输。

7. 中度缺O_2可使外周化学感受器________，使呼吸________。

8. 调节呼吸最重要的体液因素是________。

四、简答题

1. 简述呼吸的概念及呼吸的四个环节。

2. 简述胸膜腔负压的生理意义。

3. 简述O_2和CO_2在血液中的运输形式。

4. 简述影响肺换气的因素。

五、论述题

1.有人采用不透气材料自制口罩，导致吸入气中CO_2含量增加，其呼吸会有何改变？为什么？

2.什么是氧离曲线？试分析氧离曲线各段的特点及意义。

3.试述PCO_2增高、PO_2降低、H^+增加对呼吸运动的影响。

第六章　消化与吸收

学习目标

1. 掌握　消化吸收的概念；胃的排空及其控制；胃液的成分及其作用；胰液及胆汁的成分及作用；吸收的主要部位。

2. 熟悉　消化道对食物的消化方式；消化道平滑肌的一般生理特性；常见的几种主要胃肠激素及其作用；几种主要物质的吸收。

3. 了解　唾液的成分、作用及分泌调节；吞咽及其过程；食道的蠕动；小肠液的性质、成分和作用及其调节；大肠液的分泌、大肠内细菌作用、大肠运动形式、排便反射。

一、消化生理概述

（一）消化

食物在消化道内被分解为可被吸收的小分子物质的过程。消化有两种方式。

1. 机械性消化　通过消化道平滑肌舒缩活动实现。可将食物磨碎，促使食物与消化液充分混合，并将食物由消化道上段向下段推进。

2. 化学性消化　由消化腺分泌的消化酶完成。消化酶能将糖、蛋白质和脂肪等大分子物质分解成可被吸收的小分子物质。

3. 吸收　食物消化后的小分子成分通过消化道黏膜进入血液和淋巴的过程。

（二）消化道平滑肌的一般生理特性

（1）消化道平滑肌兴奋性较低，潜伏期长，收缩缓慢。

（2）自动节律性低且不规则。

（3）消化道平滑肌具有紧张性。

（4）具有较大的伸展性。

（5）对电刺激、烧灼、切割等锐性刺激不敏感，但对缺血、机械牵张、温度变化和化学刺激等反应敏感。

（三）消化腺的分泌功能

人体每日由各种消化腺分泌的消化液总量达6~8L。消化液主要由有机物、离子和水组成。消化液的主要功能为：①稀释食物，使之与血浆的渗透压相等，以利于吸收；②改变消化腔内的pH，使之适应于消化酶活性的需要；③水解复杂的食物成分，使之便于吸收；④通过分泌黏液、抗体和大量液体，保护消化道黏膜，防止物理性和化学性的损伤。

二、消化管各段的运动形式及意义

消化管各段的运动形式及意义见表6–1。消化液的主要成分与作用见表6–2。主要营养物质的吸收方式与转运途径见表6–3。

表6–1　消化管各段的运动形式及意义

运动形式		意义
口腔	咀嚼	由咀嚼肌群协同完成的随意识控制的反射性活动，其作用是将大块食物切割、磨碎，并经舌的搅拌使食物与唾液充分混合而形成食团，便于吞咽
	吞咽	吞咽是使食团从口腔经咽入胃的一种复杂的反射性动作。它可使食团入胃
胃	紧张性收缩	指消化管平滑肌经常处于一定程度的持续收缩状态。它可使消化管腔内经常保持一定的基础压力，并使消化管保持一定的形态和位置，也是其他运动形式的基础
	容受性舒张	指咀嚼和吞咽时，食团对咽、食管等处感受器的刺激，可反射性引起胃底和胃体上部平滑肌的舒张。它可使胃的容积增大，以便容纳较多的食物
	蠕动	是消化道平滑肌顺序收缩所产生的波形运动。其主要作用是：①使大块食物进一步磨碎；②使食糜与胃液充分混合，以利于化学性消化；③推送食糜不断地通过幽门进入十二指肠
小肠	紧张性收缩	同“胃的紧张性收缩”内容
	分节运动	是一种以环形肌为主的节律性收缩和舒张运动。其主要作用是：①使食糜与消化液充分混合；②增加食糜与肠黏膜的紧密接触，有利于消化和吸收；③促进血液和淋巴液的回流
	蠕动	是消化道平滑肌顺序收缩所产生的波形运动。其意义在于推进食糜，使分节运动作用后的食糜进入一新肠段，再继续开始分节运动

表6–2　消化液的主要成分与作用

消化液	pH	主要成分及来源	作用
唾液 1~1.5L/d	6.6~7.1	唾液淀粉酶、黏蛋白、溶菌酶、水、Cl^-、硫氰酸盐等（唾液腺分泌）	分解部分淀粉为麦芽糖；湿润食物便于吞咽；溶解食物产生味觉；清洁和保护口腔
胃液 1.5~2.5L/d	0.9~1.5	盐酸（壁细胞分泌） 胃蛋白酶原（主细胞分泌） 内因子（壁细胞分泌） 黏液（由胃腺的黏液细胞和胃黏膜表面的上皮细胞产生）	HCl激活胃蛋白酶原，并为其作用提供适宜的酸性环境；使蛋白质变性；杀菌；入小肠后，促进胰液、胆汁、小肠液的分泌和铁、钙的吸收 胃蛋白酶促使蛋白质初步水解 内因子主要促进维生素B_{12}的吸收 黏液保护胃黏膜免遭机械损伤和化学侵蚀

续表

消化液	pH	主要成分及来源	作用
胰液 1~2L/d	7.8~8.4	碳酸氢盐（胰腺导管上皮细胞分泌） 胰淀粉酶、胰脂肪酶、胰蛋白酶原和糜蛋白酶原（均由胰腺腺泡细胞分泌）	碳酸氢盐能中和胃酸，保护肠黏膜；为小肠内各种消化酶提供碱性环境 胰淀粉酶促使淀粉水解为麦芽糖；胰脂肪酶促使脂肪水解为甘油一酯、甘油和脂肪酸；胰、糜蛋白酶原被激活后，共同促使蛋白质分解为多肽和氨基酸
胆汁 0.8~1L/d	7.4（肝胆汁） 6.8（胆囊胆汁）	胆盐、胆固醇、卵磷脂（由肝细胞分泌）	三者均能乳化脂肪，增加脂肪与脂肪酶的接触面积；胆盐尚促进脂肪酸、甘油一酯和脂溶性维生素的吸收
小肠液 1~3L/d	7.6	肠致活酶（小肠腺分泌） 肽酶、双糖酶（肠上皮细胞合成）	肠致活酶能激活胰蛋白酶原 双糖和多肽进入小肠上皮细胞后受到双糖酶、肽酶的作用，分别被分解为单糖和氨基酸

表 6–3 主要营养物质的吸收方式与转运途径

营养物质	吸收方式	转运途径
葡萄糖	主要为主动吸收（与Na^+耦联进行）	血液
果糖	被动吸收（扩散）	血液
氨基酸	主动吸收（与Na^+耦联进行）	血液
甘油一酯和长链脂肪酸	被动吸收（扩散，需胆盐帮助）	淋巴
甘油	被动吸收（扩散）	血液
水	被动吸收（主要依靠渗透）	血液
无机盐	大多主动吸收	血液
脂溶性维生素	被动吸收（扩散，需胆盐帮助）	淋巴或血液
水溶性维生素	一般以扩散方式吸收	血液

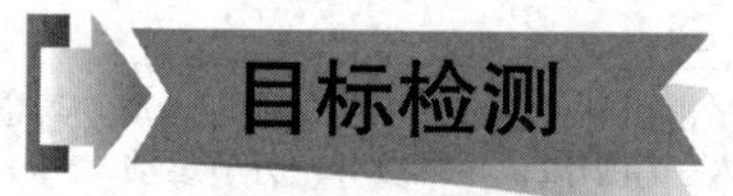

一、选择题

（一）A型选择题（单项选择题，每题有A、B、C、D、E五个备选答案，请从中选出一个最佳答案）

1. 三类食物由胃排空的速度是

A. 糖 > 蛋白质 > 脂肪　　B. 糖 > 脂肪 > 蛋白质

C. 脂肪 > 糖 > 蛋白质　　D. 脂肪 > 蛋白质 > 糖

E. 蛋白质 > 糖 > 脂肪

2. 下列关于胆囊收缩素的叙述，错误的是

A.促进胆囊收缩
B.促进胰酶分泌
C.促进胆汁分泌
D.抑制胃液分泌
E.促进小肠液分泌

3.缩胆囊素引起胰液分泌的特点是

A.酶多，HCO_3^-和水明显增加
B.酶少，HCO_3^-和水明显增加
C.酶多，HCO_3^-和水轻微增加
D.酶少，HCO_3^-和水明显减少
E.酶多，HCO_3^-增多，水减少

4.促胰液素的主要作用是

A.促进胆囊收缩
B.促进胰酶分泌
C.增强小肠运动
D.促进胃蛋白酶分泌
E.促进胰液中HCO_3^-和水的分泌

5.下列不是促胰液素作用的是

A.促进胃液分泌
B.促进胰液中水和HCO_3^-的大量分泌
C.促进肝细胞分泌胆汁
D.与缩胆囊素有协同作用
E.促进小肠液的分泌

6.对唾液生理作用的叙述，错误的是

A.湿润与溶解食物
B.消除口腔中残余食物
C.冲淡和中和进入口腔内的有害物质
D.溶菌酶具有杀菌作用使消化管无菌
E.淀粉酶可将淀粉分解为麦芽糖

7.唾液中唯一的消化酶是

A.溶菌酶
B.唾液淀粉酶
C.黏液
D.蛋白酶
E.脂肪酶

8.胃特有的运动形式是

A.紧张性收缩
B.容受性舒张
C.蠕动
D.集团蠕动
E.蠕动冲

9.关于胃的排空，正确的是

A.副交感神经兴奋延缓排空
B.通常排空最快的食物是脂肪
C.动力是胃和十二指肠之间的压力差
D.固体食物比流质食物排空快
E.一般混合食物需6~8小时

10.营养物质吸收的主要部位是

A.口腔
B.胃

C. 小肠　　D. 食管

E. 大肠

11. 胃液的作用是

A. 保护肠黏膜免受盐酸的侵蚀　　B. 迅速激活胰蛋白酶原

C. 水解胆固醇　　D. 促进脂溶性维生素的吸收

E. 有助于小肠内铁和钙的吸收

12. 对胃酸作用的叙述，错误的是

A. 可激活胃蛋白酶原，提供其所需的酸性环境，并使蛋白质变性

B. 抑菌、杀菌

C. 保护胃黏膜

D. 促进胰液、胆汁、小肠液分泌

E. 有助于小肠中铁和钙的吸收

13. 胃液可以使

A. 蛋白质分解为脲和胨　　B. 蛋白质分解成氨基酸

C. 脂肪分解成脂肪酸　　D. 分解糖类

E. 淀粉分解成麦芽糖

14. 对大肠功能的叙述，错误的是

A. 吸收水分　　B. 储存食物残渣

C. 杀灭细菌　　D. 形成粪便

E. 大肠内细菌能合成某些维生素

15. 糖被吸收的分子形式是

A. 淀粉　　B. 多糖

C. 单糖　　D. 麦芽糖

E. 寡糖

16. 关于脂肪吸收的叙述，正确的是

A. 脂肪酸、甘油一酯、甘油及胆固醇均可被小肠黏膜上皮细胞吸收

B. 进入细胞内的脂肪酸、甘油一酯等的去路取决于脂肪酸分子的大小

C. 脂肪的吸收途径主要以淋巴为主

D. 脂肪吸收有血液和淋巴两种途径

E. 以上均是

17. 关于消化器官神经支配的叙述，正确的是

A. 交感神经节后纤维释放ACh递质

B. 所有副交感神经节后纤维末梢都释放ACh递质

C. 去除自主神经后，仍能完成局部反射

D. 自主神经对内在神经无调制作用

E. 内在神经丛仅存在于黏膜下和平滑肌之间

18. 分泌胃蛋白酶原的细胞是

A. 主细胞　　B. 壁细胞

C. 胃黏膜上皮细胞　　D. 黏液细胞

E. 黏液颈细胞

19. 分泌内因子的细胞是

A. 主细胞　　B. 壁细胞

C. 胃黏膜上皮细胞　　D. 黏液细胞

E. 黏液颈细胞

20. 唾液的消化作用主要表现在

A. 湿润食物，便于吞咽　　B. 溶解食物、产生味觉

C. 分解淀粉为麦芽糖　　D. 分解蛋白质胃胨和胨

E. 清洁和保护口腔

（二）B型选择题（共用备选答案，每题只有一个正确的答案）

（1~3题共用备选答案）

A. 容受性舒张　　B. 紧张性收缩

C. 蠕动　　D. 肠－胃反射

E. 分节运动

1. 与胃的贮存食物功能有关的是

2. 使胃保持一定的形状和位置的是

3. 与胃排空有着直接关系的是

（4~6题共用备选答案）

A. 壁细胞　　B. 主细胞

C. 黏液细胞　　D. 幽门黏膜中G细胞

E. 胃黏膜表面上皮细胞

4. 分泌盐酸的是

5. 分泌胃蛋白酶原的是

6. 分泌内因子的是

（7~9题共用备选答案）

A. 胃蛋白酶　　B. 淀粉酶

C. 胰脂肪酶　　D. 辅酯酶

E.胰蛋白酶

7.分解淀粉为麦芽糖的是

8.激活糜蛋白酶原的是

9.分解脂肪为甘油一酯和脂肪酸的是

（10~12题共用备选答案）

A.盐酸
B.胃蛋白酶原
C.黏液
D.内因子
E. HCO_3^-和水

10.与胃蛋白酶原激活有关的是

11.能够保护胃黏膜的是

12.与巨幼细胞贫血有关的是

（三）X型选择题（多项选择题，每题有A、B、C、D、E五个备选答案，请从中选出2~5个正确答案）

1.消化道平滑肌的一般特性包括

A.兴奋性高
B.具有一定的紧张性
C.具有一定的自律性
D.具有较大的伸展性
E.对化学、温度和牵张刺激敏感，对电刺激不敏感

2.促胃液素的生理作用包括

A.促进胃酸分泌
B.促进胃蛋白酶原的分泌
C.抑制胃的蠕动
D.促进胃黏膜的增生
E.抑制小肠液的分泌

3.消化道的生理功能包括

A.消化功能
B.吸收功能
C.免疫功能
D.内分泌功能
E.排泄功能

4.胃酸的生理作用有

A.杀菌
B.使蛋白质变性
C.促进小肠吸收铁和钙
D.激活胃蛋白酶原
E.抑制胰液分泌

5.胃运动的形式包括

A.紧张性收缩
B.分节运动
C.容受性舒张
D.蠕动
E.集团运动

6.促进胃酸分泌的物质包括

A.乙酰胆碱 B.组胺

C.促胃液素 D.促胰液素

E.缩胆囊素

7.小肠作为营养物质吸收主要部位的条件是

A.小肠的血液和淋巴非常丰富 B.营养物质已分解成小分子物质

C.小肠的吸收面积大 D.食物在小肠内停留的时间长

E.小肠上皮细胞含有多种转运蛋白

二、名词解释

1.消化 2.吸收

3.胃排空 4.胃肠激素

5.黏液–碳酸氢盐屏障 6.容受性舒张

7.肠–胃反射 8.分节运动

三、填空题

1.消化管平滑肌经常保持微弱的持续的收缩状态称为________。

2.支配消化管平滑肌的多数迷走神经节后纤维末梢释放的递质是________，引起胃肠运动________。

3.支配消化管平滑肌的交感神经节后纤维末梢释放的递质是________，引起胃肠运动________。

4.胃的运动形式有________、________和________。

5.内因子是________细胞分泌的，其作用是________。

6.小肠的主要运动形式为________、________和________。

7.胆汁中促进脂肪消化和吸收的主要物质是________。

8.胰液中的水和HCO_3^-是由________细胞分泌的，消化酶是由________细胞分泌的。

9.吸收铁和钙的主要部位是________，吸收维生素B_{12}部位是________。

四、简答题

1.消化管平滑肌有哪些生理特性?

2.简述胃肠激素的生理作用。

3.简述胃酸的生理作用。

4.消化道内消化吸收的主要部位在哪里？为什么?

5.简述糖、蛋白质、脂肪的吸收形式和途径。

6.述胰液的成分和作用。

五、论述题

1.试述胃液分泌的调节机制。

2.试述胃排空的控制机制。

第七章　能量代谢和体温

学习目标

1.掌握　影响能量代谢的因素；基础代谢的概念、正常值及其测定意义；体温的概念、正常值和生理性变动。

2.熟悉　能量代谢、食物卡价、呼吸熵和氧热价概念；机体产热和散热的主要器官和方式；体温相对恒定的调节过程。

3.了解　机体能量的来源和去路；能量代谢测定原理和方法。

一、能量代谢

能量代谢是指在生物体内物质代谢过程中伴随发生的能量释放、转移、贮存和利用。

（一）机体能量的来源与利用

1.能量的来源　机体所需能量来源于摄入食物中的糖、脂肪和蛋白质分子结构中的化学能，组织细胞活动直接利用的能量是由三磷酸腺苷（ATP）提供的。ATP是由三大营养物质在生物氧化过程中合成的一种高能化合物，它既是重要的储能物质，又是直接的供能物质。磷酸肌酸（CP）是体内ATP的贮存库，当物质氧化释放的能量过剩时，ATP可将高能磷酸键转移给肌酸生成CP，而当组织细胞消耗ATP过多时，CP的高能磷酸键又可快速转给ADP，生成ATP。可见ATP的合成与分解是体内能量转化和利用的关键环节。

三大营养物质在体内的供能特点如下。糖是机体的主要供能物质，人体所需能量的50%~70%是由糖通过有氧氧化和无氧酵解两条途径提供的。在一般情况下，以糖的有氧氧化供能为主。以糖原的形式储存的能量仅供机体在饥饿24~48小时的能量需要。脂肪在体内贮存量大，通常成年人储存的脂肪所提供的能量可供机体使用10余天至2个月之久，而且氧化时单位重量释放的能量较多，因此是体内主要的储能和供能物质，在需要时可迅速分解成甘油和脂肪酸，在肝脏及肝外组织经过氧化分解供能。蛋白质的基本组成单位氨基酸主要用于合成细胞的构成成分，只有在某些特殊情况下，如长期不能进食或体力极度消耗时机体才会依靠蛋白质分解所产生的氨基酸供能，以维持基本的生理功能。

2. 能量的利用 各种能源物质在体内氧化过程中释放的能量，50%以上直接转化为热能，其余部分主要贮存在ATP等高能化合物中，供机体用于肌肉舒缩活动、合成代谢、产生生物电和各种物质的主动转运等。除骨骼肌收缩完成的一定量外功外，其他的能量最终都将转化为热能。

3. 能量平衡 能量平衡是指机体摄入的能量与消耗的能量之间的平衡。人体每天消耗的能量主要包括基础代谢的能量消耗、食物的特殊动力作用、身体运动的能量消耗和其他的生理活动（包括生长发育）所需能量。体重的变化可反映机体能量的“收支”状态，体重指数和腰围常作为衡量肥胖的指标。

（二）影响能量代谢的因素

1. 整体水平影响能量代谢的主要因素

（1）肌肉活动 肌肉活动对能量代谢的影响十分显著。机体耗氧量的增加同肌肉活动的强度成正比关系，持续运动或劳动时耗氧量可达安静时的10~20倍。

（2）精神活动 在精神活动时，中枢神经系统本身的代谢率增加不明显，但在精神处于紧张状态下，由于随之出现的无意识的肌紧张以及甲状腺激素、肾上腺素等刺激代谢的激素释放增多，产热量可显著增加。

（3）食物特殊动力作用 人在进食之后的一段时间内，即使在安静状态下，也会出现一过性的代谢量增加，一般从进食后1小时左右开始，延续7~8小时。食物的这种刺激机体产生额外能量消耗的作用，称为食物特殊动力作用。蛋白质、糖和脂肪的特殊动力效应分别为30%、6%和4%，混合性食物为10%。

（4）环境温度 人在安静状态下，处于20~30℃的环境中，能量代谢率最为稳定。环境温度过低，可使机体发生肌肉紧张度增加或战栗，使代谢率增高。高温可使体内化学反应速度加快、发汗功能旺盛及呼吸、循环功能增强，也能提高代谢率。

2. 体内调控能量代谢的神经、体液因素 通过下丘脑对摄食行为的调控以及体内多种激素调节营养物质的消化、吸收及代谢过程，进而影响机体的能量代谢，其中，甲状腺激素的作用最显著，可提高绝大多数组织的耗氧量和产热量。

（三）基础代谢

基础代谢是指基础状态下的能量代谢。基础代谢率（BMR）是指单位时间内的基础代谢量。

测定基础代谢时应在清醒、静卧、无肌紧张、至少2个小时以上无剧烈运动、无精神紧张进食后12~14小时、室温保持在20~25℃的条件下进行。在这种状态下，体内能量的消耗主要用于维持基本的生命活动，能量代谢较稳定。能量代谢率通常以单位时间内每平方米体表面积的产热量为单位，即以kJ/(m·h）来表示。BMR是人体在清醒时最低的能量消耗量。

BMR 随性别、年龄的不同而有差异。BMR判定标准通常采用实测值同正常平均值比较，相差在 ±15%以内均属正常。一般当差值超过 ±20%时多为病理性变化，甲状腺功能异常等很多疾病伴有BMR的改变。

三、体温及其调节

（一）体温

医学上所说的体温指机体核心部分的平均温度。通常临床上采用直肠温度、口腔温度和腋窝温度代表体温。正常范围分别为直肠温度36.9~37.9℃，口腔温度36.7~37.7℃，腋窝温度36.0~37.4℃。

1.体温的正常变动　人的体温在生理情况下的变动幅度一般不超过1℃。

（1）体温的日节律　在一昼夜之间体温呈现周期性波动，清晨2~6时体温最低，午后1~6时最高。这种昼夜周期性波动称为体温的日节律。

（2）性别的影响　成年女性的体温平均高于男性0.3℃。育龄期女性的基础体温随月经周期而变化，排卵前较低，排卵日最低，排卵后升高。这种周期现象与体内孕激素水平的变化有关。

（3）年龄的影响　新生儿特别是早产儿，由于体温调节中枢尚未发育成熟，其体温易受环境温度的影响而波动。老年人体温偏低。

（4）运动及其他　肌肉活动时由于代谢增强、产热量增加，可使体温升高。此外，情绪激动、精神紧张等都会对体温产生影响。

2.人体体温的变化范围　正常情况下人的体温是相对稳定的，体温升高或降低超过某一界限时将危及生命。当脑温升高超过42℃时，脑功能将严重受损；体温超过44~45℃时，体内蛋白质发生不可逆变性而致死。反之，当体温低于34℃时，会出现意识障碍；低于30℃时，可发生心室颤动。

（二）机体的产热反应和散热反应

恒温动物之所以能维持体温相对稳定，是因为产热和散热两个生理反应过程在体温调节结构控制下取得动态平衡的结果。

1.产热反应

（1）主要产热器官　机体安静时的热量主要来自内脏器官的代谢，其中肝脏的代谢最旺盛。劳动或运动时，骨骼肌是主要产热器官。

（2）机体的产热形式　在寒冷环境中，由于散热量增加，机体主要通过战栗产热和非战栗产热两种形式增加产热量。战栗是指在寒冷环境中骨骼肌发生不随意的节律性收缩，其特点是屈肌和伸肌同时收缩，此时肌肉收缩活动不做外功，能量全部转化为热量。非战栗产热即为代谢产热，以褐色脂肪组织的产热能力最强。

（3）产热活动的调节　①体液调节：甲状腺激素是调节产热活动最重要的体液因素，虽然发挥作用时起效较慢，但作用的持续时间长。此外，还有肾上腺素、去甲肾上腺素和生长激素等也可刺激产热。②神经调节：寒冷刺激通过神经传导通路引起战栗，还可通过神经–体液调节的方式引起甲状腺激素、肾上腺素和去甲肾上腺素等释放增多，使产热增加。

2. 散热反应

（1）散热部位　人体的主要散热部位是皮肤。少部分体热则随呼出气、尿、粪等排泄物排出体外。

（2）散热方式　①辐射散热；②传导散热；③对流散热；④蒸发散热。

（三）体温调节

1. 体温调节的基本方式　人体体温的调节有自主性体温调节和行为性体温调节两种方式。自主性体温调节是指在体温调节中枢的控制下，通过增减皮肤的血流量、发汗、战栗和改变代谢水平等生理性调节反应形式，以维持产热和散热的动态平衡。行为性体温调节是指有意识地进行的有利于建立体热平衡的行为活动。

2. 自主性体温调节　自主性体温调节主要是通过反馈控制系统达到维持体温相对稳定的目的。

（1）温度感受器　①外周温度感受器是指分布于全身的皮肤、黏膜和腹腔内脏等处的温度感受器，可分为热感受器和冷感受器两种，分别感受局部温度升高和降低。在皮肤冷感受器较多。②中枢温度感受器是指在下丘脑、延髓、脑干网状结构及脊髓等中枢部位分布的温度敏感神经元。分为热敏神经元和冷敏神经元，分别在局部温度升高和降低时放电频率增加。在视前区–下丘脑前部（PO/AH）的热敏神经元居多。

（2）体温调节中枢　体温调节中枢位于下丘脑，而PO/AH是体温调节中枢整合机构的中心部位。PO/AH的温度敏感神经元既感受局部组织温度变化，还能对下丘脑以外的中枢和外周传入的温度变化信息进行整合处理。此外，在致热原或一些化学物质的作用下引起体温调节反应。若破坏PO/AH，与体温调节有关的散热和产热反应都明显减弱或消失。

（3）体温调定点学说　体温的调节类似于恒温器的工作原理，PO/AH温度敏感神经元的温度敏感特性决定了体温调定点水平。一般认为，人的正常体温调定点为37℃。当体温与调定点的水平一致时，机体的产热量与散热量取得平衡；当体温高于调定点水平时，体温调节中枢使产热活动降低，散热活动加强；反之，当体温低于调定点水平时，产热活动加强，散热活动降低，直到体温回到调定点水平。

目标检测

一、选择题

（一）A型选择题（单项选择题，每题有A、B、C、D、E五个备选答案，请从中选出一个最佳答案）

1.一般情况下，机体所需能量由糖提供

A. 40%~50%　　B. 50%~60%
C. 60%~70%　　D. 70%以上
E. 90%

2.下列既是供能的物质又是重要的贮能物质的是

A.葡萄糖　　B.三磷酸腺苷
C.二磷酸腺苷　　D.肝糖原
E.磷酸肌酸

3.蛋白质生物热价小于物理热价的原因是

A.蛋白质在体内消化不完全　　B.氨基酸在体内转化为糖
C.氨基酸在体内合成组织蛋白　　D.氨基酸在体内没有完全氧化
E.氨基酸在体内吸收不完全

4.机体体温最高的部位是

A.心　　B.肝
C.脑　　D.肾
E.直肠

5.糖和脂肪混合氧化时的呼吸熵称为

A.食物的热价　　B.氧热价
C.呼吸熵　　D.食物的卡价
E.非蛋白呼吸熵

6.某人处于寒冷环境中，下列反应不会出现的是

A.甲状腺激素分泌增加　　B.出现寒战
C.皮肤血管舒张，血流量增加　　D.组织代谢率升高，产热量增加
E.肾上腺素和去甲肾上腺素释放增加

7.影响能量代谢的最主要因素是

A.肌肉活动　　B.精神活动
C.食物的特殊动力作用　　D.环境温度

E. 体温变化

8. 食物的氧热价是指

A. 1g食物氧化时所释放的能量

B. 氧化1g食物消耗1L氧时所释放的能量

C. 食物氧化消耗1L氧所释放的能量

D. 1g食物在体内代谢过程中所释放的能量

E. 1g食物在体外燃烧时所产生的热量

9. 呼吸熵数值不同表示

A. 耗氧量不同

B. 产热量不同

C. 氧化的营养物质不同

D. 代谢水平不同

E. 以上都不对

10. 患下列哪种疾病时，对基础代谢率影响最明显

A. 白血病

B. 糖尿病

C. 阿狄森病

D. 甲状腺功能亢进

E. 肾上腺皮质功能不全

11. 基础代谢率的实测值与正常值相比，正常变动范围是

A. ±5%

B. ±（5%~10%）

C. ±（10%~15%）

D. ±20%

E. ±（20%~30%）

12. 关于基础代谢率的叙述，下列正确的是

A. 代谢率是最低的

B. 能量消耗只用于维持一些基本的生命活动

C. 男性比女性低

D. 与体重成正比

E. 体温每升高1℃，基础代谢率将升高30%左右

13. 食物的特殊动力作用可能主要与下列哪项活动的耗能有关

A. 氨基酸的氧化脱氨基

B. 消化道运动

C. 消化道分泌

D. 蛋白质的消化和吸收

E. 脂肪的消化吸收

14. 下列生理情况下代谢率最低的是

A. 基础条件下

B. 睡眠时

C. 早晨、清醒时

D. 平卧时

E. 进食12小时后

15. 食物特殊动力效应最大的物质是

A. 糖

B. 脂肪

C.蛋白质　　D.维生素

E.核苷酸

16.用简便方法测定基础状态下的能量代谢率，必须测得的数据是

A.食物的卡价　　B.食物的氧热价

C.非蛋白呼吸熵　　D.单位时间内的耗氧量

E.心跳和呼吸频率

17.关于体温的叙述，下列不正确的是

A.是指机体深部组织的平均温度

B.腋窝温度正常值为36.0~37.4℃

C.成年男性的平均体温比女性高

D.视交叉上核很可能是体温日节律的控制中心

E.生育年龄女性的基础体温在排卵日最低

18.酒精擦浴降温主要是增加了皮肤的

A.传导散热　　B.对流散热

C.辐射散热　　D蒸发散热

E.散热面积

19.人在寒冷环境中，主要依靠哪种方式增加产热量

A.内脏代谢增加　　B.寒战性产热

C.非寒战性产热　　D.脑代谢增加

E.甲状腺激素分泌增加

20.体温调定点位于

A.脊髓　　B.大脑皮质

C.延髓　　D.视前区－下丘脑前部

E.丘脑

21.正常人的直肠温、口腔温和腋窝温的关系是

A.口腔温>腋窝温>直肠温　　B.直肠温>腋窝温>口腔温

C.直肠温>口腔温>腋窝温　　D.腋窝温>口腔温>直肠温

E.口腔温>直肠温>腋窝温

22.在下列论述中错误的是

A.新生儿的体温易波动　　B.清晨2点到6点体温最低

C.情绪激动时体温可上升　　D.午后1点到6点体温最高

E.女子体温低于同龄男子

23.用冰袋和冰帽给高热患者降温属于

A.辐射散热　　B.传导散热

C.对流散热　　D.皮肤蒸发散热

E.不感蒸发散热

24.女性的基础体温随月经周期而变动，可能与下列哪种激素有关

A.胰岛素　　B.雄激素

C.孕激素　　D.甲状腺激素

E.肾上腺激素

25.当外界温度等于或高于皮肤温度时，机体的散热形式是

A.辐射散热　　B.传导散热

C.对流散热　　D.蒸发散热

E.辐射和对流散热

（二）B型选择题（共用备选答案，每题只有一个正确的答案）

（1~3题共用备选答案）

A.食物的物理热价　　B.食物的生物热价

C.非蛋白呼吸熵　　D.食物的氧热价

E.呼吸熵

1. 1g食物在体内氧化时听释放出来的热量是

2.某营养物质氧化时消耗1L，氧所产生的热量是

3.一定时间内机体氧化脂肪和糖所产生的二氧化碳量与耗氧量之比是

（4~5题共用备选答案）

A.蒸发　　B.辐射

C.传导　　D.对流

E.辐射、传导和对流

4.当环境温度低于皮肤温度时散热主要方式是

5.当环境温度高于皮肤温度时散热主要方式是

（6~7题共用备选答案）

A.皮肤　　B.肌肉

C.内脏　　D.呼吸系统

E.神经系统

6.安静时的主要产热部位是

7.运动时的主要产热部位是

（8~9题共用备选答案）

A. 0. 71　　B. 0. 80

C. 0.82　　D. 0.85

E. 1.00

8. 混合膳食时基础状态下的呼吸熵为

9. 糖的呼吸熵为

（10~13题共用备选答案）

A. 辐射　　B. 对流

C. 传导　　D. 发汗

E. 蒸发

10. 机体在安静状态下的主要散热方式是

11. 冰帽降温的主要机制是增加

12. 酒精擦浴的散热方式是

13. 电风扇降温的主要机制是增加

（14~15题共用备选答案）

A. 热敏神经元　　B. 冷敏神经元

C. 运动神经元　　D. 激素

E. 受体

14. 随体温增高而活动增强的是

15. 随体温降低而活动增强的是

（三）X型选择题（多项选择题，每题有A、B、C、D四个备选答案，请从中选出2~4个正确答案）

1. 有关基础代谢率（BMR）的叙述，正确的是

A. 需要在25℃以上的环境下测定

B. 进食后12小时以后测定

C. 发热时BMR增高

D. 若以单位时间内每平方米体表面积的产热量表示，则没有性别的差异

2. 在寒冷环境下机体有利于维持体热平衡的反应是

A. 战栗　　B. 皮肤血管舒张，提高皮肤温度

C. 提高代谢率　　D. 甲状腺激素分泌增多

3. 影响皮肤温度的因素有

A. 精神紧张　　B. 发汗

C. 血压　　D. 环境温度变化

二、名词解释

1. 氧热价 2. 呼吸熵
3.（食物的）特殊动力作用 4. 基础代谢率
5. 体温 6. 自主性体温调节

三、填空题

1. 安静时主要的产热组织或器官是________。
2. 食物的特殊动力效应最大的是________。
3. 调节体温的基本中枢位于________。
4. 人体在运动状态下的主要产热器官是________。
5. 影响能量代谢的因素主要有________、________、________和________。

四、简答题

1. 何谓能量代谢？机体生命活动所需能量的来源及利用有哪些？
2. 何谓基础代谢率？测定基础代谢率的意义是什么？
3. 简述人体的散热器官和散热方式。

五、论述题

试述影响机体整体水平能量代谢的主要因素。

第八章　尿的生成与排出

学习目标

1. **掌握**　尿生成的基本过程；有效滤过压的概念；滤过膜的结构和作用；肾小球滤过率的概念及肾小球滤过的影响因素；肾小管和集合管重吸收的主要部位；水利尿；渗透性利尿；肾糖阈的概念和意义。

2. **熟悉**　多尿、少尿、无尿的概念；肾脏血液循环特点。

3. **了解**　尿液的理化性质；影响肾小管重吸收的因素；尿液的浓缩和稀释。

排泄是指机体在新陈代谢过程中产生的代谢终产物、过剩的物质以及进入体内的异物（如药物、毒物），经血液循环由排泄器官排出体外的过程。肾脏是最重要的排泄器官，其排泄种类多、量大且可调节。

一、肾的功能解剖

（一）肾单位的构成

肾单位是尿生成的基本功能单位，其与集合管共同完成尿的生成过程。肾单位由肾小体及与之相连接的肾小管构成。远端小管经连接小管与集合管相连接。集合管不属于肾单位，但功能上与肾小管的远端小管有许多相同之处。集合管与远端小管在尿液浓缩过程中起重要作用。

肾单位可分为皮质肾单位和近髓肾单位两类。皮质肾单位的数目多，肾小体相对较小，髓袢较短，只达外髓质层，有的甚至不到髓质；入球小动脉的口径比出球小动脉的大。此类肾单位的肾小球主要起滤过作用。出球小动脉分支形成小管周围毛细血管网，有利于肾小管的重吸收。近髓肾单位数目少，髓袢长，可深入到内髓质层；入球小动脉和出球小动脉口径无明显差异，但出球小动脉进一步分支形成两种小血管，一种为网状小血管，缠绕于邻近的近曲和远曲小管周围；另一种是细而长的“U”型直小血管。前者有利于肾小管的重吸收，后者在维持髓质高渗中起重要作用。

（二）球旁器

球旁器由颗粒细胞、球外系膜细胞和致密斑组成，主要分布于皮质肾单位。颗粒细胞含分泌颗粒，能合成、储存和释放肾素。致密斑能感受小管液中NaCl含量的变化，并通过某种形式的信息传递，调节球旁细胞对肾素的分泌和该肾单位肾小球的滤过率，这一调节过程称为管-球反馈。

（三）滤过膜的构成

肾小球滤过膜由毛细血管内皮细胞、基膜和肾小囊脏层足细胞的足突构成，小分子溶质以及小分子量的蛋白质可自由通过。内皮细胞表面有带负电荷的糖蛋白，可阻碍带负电荷的蛋白质通过。基膜层由基质和一些带负电荷的蛋白质构成，是阻碍血浆蛋白滤过的一个重要屏障。滤过膜的外层是肾小囊上皮细胞，上皮细胞的长突起相互交错形成滤过裂隙膜，是滤过膜的最后一道屏障。肾小球滤过屏障上有一种蛋白质，称为nephrin，是足细胞裂隙膜的主要蛋白质成分，其作用是阻止蛋白质的漏出。缺乏nephrin时，尿中会出现蛋白质。不同物质通过滤过膜的能力取决于被滤过物质分子的大小及其所带的电荷。因滤过膜带负电荷，相同大小但带不同电荷的物质通过滤过膜的通透性不一样，带正电荷易通过，带负电荷不易通过。

（四）肾脏的神经支配

支配肾脏的神经主要是交感神经，肾交感神经节后纤维进入腹腔神经节和位于主动脉、肾动脉部的神经节。节后纤维与肾动脉伴行，支配肾动脉、肾小管和球旁细胞。肾交感神经节后纤维末梢释放的递质是去甲肾上腺素，调节肾血流量、肾小球滤过率、肾小管的重吸收和肾素的释放。

二、肾血流量的特点及其调节

肾血流量大，但分布不均。肾血流量在不同状态下变化很大，安静时可保持相对稳定，紧急状态时可急剧减少。

（一）肾血流量的自身调节

在没有外来神经和体液影响的情况下，动脉血压在一定范围内变动时，肾血流量能保持恒定，称为肾血流量的自身调节。这种自身调节使肾血流量和肾小球滤过率相对稳定，这对于肾脏水、钠和其他物质的排泄不会因血压的波动而发生较大的变化具有重要的意义。肾血流量自身调节的机制有肌源性机制和管-球反馈两种学说。

（二）肾血流量的神经和体液调节

在应急状态下，通过多种反射等引起交感神经兴奋，儿茶酚胺、RAAS的激活，ADH

的大量释放，使肾血管收缩，血流量减少，血液再分配，以保证重要器官如心和脑等的血液供应。肾血流量的神经和体液调节使肾血流量与全身血液循环相配合。

三、肾小球的滤过功能

当血液流经肾小球滤过膜滤过时，除蛋白质以外的部分血浆被滤过进入肾小囊腔，形成超滤液，是尿生成的第一步。单位时间内（每分钟）两肾生成的超滤液量称为肾小球滤过率（GFR），正常成人的GFR大约为125ml/min。肾小球滤过率与肾血浆流量的比值称为滤过分数。

1. 肾小球滤过的动力　肾小球有效滤过压＝肾小球毛细血管血压－（血浆胶体渗透压＋肾小囊内压）。

2. 影响有效滤过压的因素　影响有效滤过压的因素都将影响GFR。①肾小球毛细血管血压：安静时由于肾血流量的自身调节，毛细血管血压和血流量变化不大，对有效滤过压影响不大，但超过其自身调节范围，将影响有效滤过压和GFR。②肾小囊内压：肾小囊内压一般较稳定，肾小管或尿路阻塞可使囊内压升高而降低有效滤过压。③血浆胶体渗透压：血浆胶体渗透压升高可降低有效滤过压；反之将增加有效滤过压。④肾血流量：肾血流量不改变有效滤过压，但可改变滤过平衡点。肾血流量大，滤过平衡点向出球动脉端移动；肾血流量少，滤过平衡点向入球动脉端移动。

四、肾小管和集合管的重吸收

小管液在流经肾小管和集合管时，其中大部分的水和溶质被管壁细胞吸收回血液的过程称重吸收。

1. 重吸收的部位　主要在近端小管。

2. 重吸收方式　分为主动重吸收和被动重吸收。

3. 重吸收特点　选择性；有限性。

肾糖阈指尿中刚开始出现葡萄糖时的血糖浓度，正常值8.88~9.99mmol/L。

五、尿生成的调节

（一）肾内自身调节

1. 小管液中溶质浓度对小管功能的调节　水重吸收的动力是尿液与小管外体液间的渗透压差。当小管液中溶质浓度升高，降低了管内外渗透压梯度，水的重吸收减少，尿量增加，称为渗透性利尿。

2. 球－管平衡　近端小管对水及溶质的重吸收率总是占肾小球滤过率的65%~70%，称为球-管平衡。球-管平衡的意义在于使尿中排出的NaCl和水不会随肾小球滤过率的增减而出现大幅度的变化，从而保持尿量和尿钠的相对稳定。

（二）神经-体液调节

1. 神经调节 交感神经通过兴奋血管平滑肌上的α受体改变肾血管阻力而影响肾血流量和GFR，通过激活球旁细胞的β受体刺激肾素释放，激活血管紧张素和醛固酮系统而影响肾血流动力学和重吸收，还可直接作用于近端小管和髓袢，调控对NaCl和水的重吸收。

2. 体液调节

（1）抗利尿激素（ADH） ADH是调节水重吸收最重要的激素，由下丘脑视上核（主要）和室旁核合成，储存在垂体后叶神经末梢。刺激ADH释放的最主要因素是血浆晶体渗透压和血容量的变化，尤以晶体渗透压的改变最为有效。血浆晶体渗透压只要上升1%即可引起ADH分泌增加，导致尿量减少。反之，ADH分泌减少，尿量增加。大量饮清水时降低了血浆晶体渗透压而抑制ADH的释放使得尿量增加，这种现象称为水利尿。血容量减少达5%~10%时，ADH的分泌明显增加，尿液排出减少从而维持血容量。

（2）肾素-血管紧张素-醛固酮系统 肾脏的球旁细胞合成分泌肾素，肾素把血管紧张素原转化为血管紧张素Ⅰ，继而被血管内皮表面的血管紧张素转换酶（ACE）转化为血管紧张素Ⅱ，血管紧张素Ⅱ又能刺激肾上腺皮质分泌醛固酮。血管紧张素Ⅱ不仅可以通过调节入球和出球小动脉的舒缩调控肾小球滤过率，还能使系膜细胞收缩减少滤过系数，促进近端小管对Na^+的重吸收及ADH的释放。醛固酮通过基因调节机制最终排K^+、保Na^+和保水。肾素的分泌受肾内机制、神经机制和体液机制的共同调节。

（3）心房钠尿肽 ANP是由心房肌细胞合成的多肽。当心房受机械牵拉或受化学刺激时，ANP释放增加。ANP的主要作用是使血管平滑肌舒张和促进肾脏排钠、排水，主要是通过影响肾小球滤过率、集合管的重吸收以及肾素和ADH的释放来调控肾脏功能。

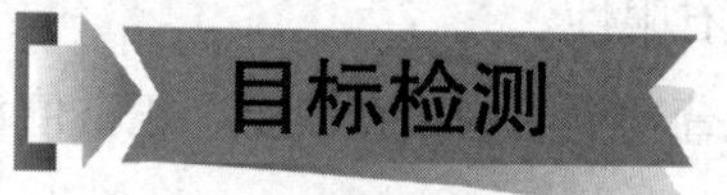

一、选择题

（一）A型选择题（单项选择题，每题有A、B、C、D、E五个备选答案，请从中选出一个最佳答案）

1. 肾小球不能滤过的物质是

A. 葡萄糖　　B. 大分子蛋白质

C. 脂肪　　D. 无机盐

E.尿素

2.原尿中葡萄糖含量是

A.高于血浆
B.与血浆相同
C.低于血浆
D.与肾小管液相同
E.与终尿相同

3.肾脏通过下列哪项完成泌尿功能

A.肾小体和肾小管的活动
B.肾小体、肾小管和集合管的活动
C.肾小体、集合管和输尿管的活动
D.肾单位和输尿管的活动
E.以上全不是

4.人体最重要的排泄器官是

A.皮肤
B.肾
C.肺
D.消化器官
E.唾液腺

5.下列不属于肾单位结构的是

A.肾盂
B.肾小球
C.近端小管
D.远端小管
E.肾小囊

6.原尿与血浆的成分不同的是

A.葡萄糖的含量
B. K^+的含量
C.蛋白质的含量
D. Na^+的含量
E.尿素的含量

7.肾小球滤过作用的动力是

A.囊内压
B.血浆胶体渗透压
C.血浆晶体渗透压
D.动脉血压
E.肾小球毛细血管血压

8.肾小球滤过率是指

A.每分钟每侧肾生成的原尿量
B.每分钟两侧肾生成的原尿量
C.每分钟每侧肾生成的终尿量
D.每分钟两侧肾生成的终尿量
E.每分钟两侧肾血浆滤过容量

9.正常情况下，肾小球滤过率为

A.100ml/min
B.125ml/min
C.150ml/min
D.200ml/min
E.175ml/min

10. 滤过分数是指

A. 肾小球滤过率/肾血浆流量
B. 肾血浆流量/肾血流量
C. 肾血流量/肾血浆流量
D. 肾小球滤过率/肾血流量
E. 肾血流量/心输出量

11. 正常情况下，流过肾脏的血浆约有多少被滤出

A. 15%
B. 19%
C. 45%
D. 81%
E. 85%

12. 抗利尿激素作用的部位是

A. 近端小管
B. 髓袢
C. 远端小管
D. 远曲小管和集合管
E. 集合管

13. 对肾小球滤过起决定性作用的结构是

A. 肾小球毛细血管内皮细胞
B. 肾小囊壁层上皮细胞
C. 基膜层
D. 肾小囊脏层上皮细胞
E. 以上都不是

14. 肾小球有效滤过压的公式是

A. 肾小球有效滤过压=肾小球毛细血管血压-（血浆晶体渗透压+肾小囊内压）
B. 肾小球有效滤过压=肾小球毛细血管血压-（血浆胶体渗透压+肾小囊内压）
C. 肾小球有效滤过压=肾小球毛细血管血压+肾小囊内压-血浆胶体渗透压
D. 肾小球有效滤过压=肾小囊内压+血浆胶体渗透压-肾小球毛细血管血压
E. 肾小球有效滤过压=肾小球毛细血管血压+血浆胶体渗透压-肾小囊内压

15. 肾炎出现蛋白尿的原因是

A. 血浆蛋白浓度升高
B. 肾小球滤过率增高
C. 囊内压降低
D. 肾小球毛细血管血压升高
E. 滤过膜的糖蛋白减少或消失

16. 使肾小球滤过率降低的因素是

A. 肾小球毛细血管血压降低
B. 血浆蛋白减少
C. 肾小球的血浆流量增加
D. 近端小管重吸收量增加
E. 肾小囊内压降低

17. 关于肾小球滤过作用的描述，错误的是

A. 肾小球毛细血管血压是促进滤过的力量
B. 血浆胶体渗透压是阻止滤过的力量

C. 正常情况下肾小球毛细血管的全长均有滤过

D. 肾小囊内压升高时滤过减少

E. 血压在一定范围内波动时肾小球滤过率维持恒定

18. 当肾动脉压由120mmHg上升到150mmHg时，肾血流量的变化是

A. 明显增加　　B. 明显减少

C. 无明显改变　　D. 先增加后减少

E. 先减少后增加

19. 动脉血压在80~180mmHg范围内波动时，肾血流量能保持不变，这是由于

A. 肾血流量的自身调节　　B. 神经调节

C. 体液调节　　D. 神经和体液共同调节

E. 神经-体液调节

20. 某外伤患者大出血后血压降低到60/40mmHg，尿量明显减少的原因主要是

A. 肾小球毛细血管压降低　　B. 肾小囊内压升高

C. 肾血浆胶体渗透压增高　　D. 滤过膜面积减少

E. 滤过膜通透性降低

21. 剧烈运动尿量减少的最主要原因是

A. ADH分泌过多　　B. 肾血管收缩，肾血流量明显减少

C. 肾小球滤过面积减少　　D. 全身血量减少

E. 醛固酮分泌过多

22. 与肾小球滤过无关的因素是

A. 肾血流量　　B. 血浆胶体渗透压

C. 血浆晶体渗透压　　D. 滤过膜的面积

E. 滤过膜的通透性

23. 肾脏的基本功能单位是

A. 肾小球　　B. 肾小体

C. 肾小管　　D. 集合管

E. 肾单位

24. 肾血流量占心输出量的

A. 10%~20%　　B. 20%~25%

C. 10%~15%　　D. 20%~30%

E. 5%~10%

25. 正常成人每24小时的原尿量可达

A. 2L　　B. 20L

C. 180L　　D. 18L

E. 1.5L

26. 葡萄糖的重吸收部位是

A. 近端小管　　B. 髓袢升支

C. 远曲小管　　D. 集合管

E. 髓袢降支细段

27. 正常人的肾糖阈约为

A. 80~100mg/100ml　　B. 120~160mg/100ml

C. 160~180mg/100ml　　D. 180~200mg/100ml

E. 80~200mg/100ml

28. 下列物质中不能被重吸收的是

A. 葡萄糖　　B. 水

C. NaCl　　D. 甘露醇

E. 氨基酸

29. 近端小管对 Na^+ 的重吸收量与肾小球滤过率的比例是

A. 40%~50%　　B. 50%~60%

C. 65%~70%　　D. 70%~75%

E. 75%~80%

30. 重吸收能力最强的部位是

A. 远端小管　　B. 髓袢升支粗段

C. 髓袢降支粗段　　D. 近端小管

E. 髓袢降支细段

31. 正常终尿量占原尿量的

A. 1%　　B. 2%

C. 5%　　D. 10%

E. 20%

32. 对 Na^+ 的重吸收量最大的部位是

A. 近端小管　　B. 髓袢降支细段

C. 髓袢升支粗段　　D. 远曲小管

E. 集合管

33. 糖尿病患者尿量增多的原因是

A. 肾小球滤过率增加　　B. 渗透性利尿

C. 水利尿　　D. 抗利尿激素分泌减少

E.醛固酮分泌减少

34.静脉注射甘露醇引起尿量增加是通过

A.增加肾小球滤过率　　B.增加肾小管液中溶质的浓度

C.减少血管升压素的释放　　D.减少醛固酮的释放

E.减少远曲小管和集合管对水的通透性

35.给家兔静脉注射20%葡萄糖溶液5ml，引起尿量增多的原因是

A.肾小球有效滤过压升高　　B.肾小球滤过率增加

C.血浆胶体渗透压升高　　D.醛固酮分泌增加

E.肾小管液中溶质浓度增加

36.关于肾小管葡萄糖重吸收的描述，正确的是

A.全部肾小管均能重吸收葡萄糖

B.葡萄糖重吸收属于易化扩散

C.只有近端小管能吸收葡萄糖，属于易化扩散

D.只有近端小管能吸收葡萄糖，属于继发性主动转运

E.只有远端小管能吸收葡萄糖，属于继发性主动转运

37.急性肾炎出现血尿的原因是

A.血浆蛋白浓度升高　　B.肾小球滤过率增高

C.囊内压降低　　D.肾小球毛细血管血压升高

E.滤过膜的通透性增加

38.在实验中，给家兔注射去甲肾上腺素尿量减少主要因为

A.肾血流量减少　　B.肾小囊内压升高

C.肾小球内压降低　　D.血浆胶体渗透压升高

E.肾小球毛细血管血压升高

39.某患者近两年来多饮、多尿、多食，体重减轻，空腹血糖为13.1mmol/L，尿中出现葡萄糖。该患者出现尿糖的原因是

A.血糖浓度高于肾糖阈　　B.血糖浓度低于肾糖阈

C.血浆胶体渗透压升高　　D.血浆胶体渗透压降低

E.血容量减少

40.血中哪种物质浓度升高促进醛固酮的分泌

A.氯离子浓度　　B.氢离子浓度

C.钠离子浓度　　D.钾离子浓度

E. ACTH

41.肾盂或输尿管结石时，可出现的是

A. 血浆胶体渗透压升高
B. 有效滤过压升高
C. 肾小囊内压显著升高
D. 肾小球毛细血管血压升高
E. 滤过膜面积下降

42. 大量饮清水后，尿量增多主要是由于
A. 循环血量增加，血压升高
B. 醛固酮分泌减少
C. 血浆胶体渗透压下降
D. 血浆晶体渗透压下降
E. 肾小球滤过率增加

43. 大量出汗时尿量的减少主要是由于
A. 血浆晶体渗透压升高引起的血管升压素分泌增多
B. 血浆胶体渗透压升高引起的血管升压素分泌增多
C. 血容量减少导致的肾小球滤过率下降
D. 血容量减少引起的醛固酮分泌增多
E. 交感神经兴奋所致血管升压素增多

44. 下列情况尿量的减少与肾小球滤过率降低无关的是
A. 入球小动脉阻塞或痉挛
B. 大量失血
C. 尿路阻塞使囊内压增高
D. 大量出汗
E. 肾小球肾炎

45. 下列各项与临床上低血压性休克患者少尿有关的是
A. 肾小球滤过率降低
B. 水利尿
C. 渗透性利尿
D. 尿崩症
E. 囊内压升高

46. 远曲小管和集合管对水的重吸收主要受
A. 抗利尿激素的调节
B. 去甲肾上腺素的调节
C. 糖皮质激素的调节
D. 肾上腺素的调节
E. 醛固酮的调节

47. 醛固酮的主要作用是
A. 保K^+排Na^+
B. 保Na^+排K^+
C. 保Na^+保K^+
D. 保Na^+排H^+
E. 保K^+排H^+

48. 醛固酮作用的部位是
A. 近端小管
B. 髓袢
C. 远端小管
D. 远曲小管和集合管
E. 集合管

49. 多尿是指每天尿量长期保持在

A. 2500ml 以上　　B. 100~500ml

C. 500~1000ml　　D. 1000~1500ml

E. 1500~2000ml

50. 正常人体每天代谢产生的固体代谢终产物至少要溶解于多少尿中才能排出

A. 1000ml　　B. 2000ml

C. 1500ml　　D. 100ml

E. 500ml

51. 肾的功能最重要的是

A. 排出代谢终产物　　B. 排出多余或无用的物质

C. 分泌肾素　　D. 维持内环境相对稳定

E. 分泌促红细胞生成素

52. 排尿反射的初级中枢位于

A. 大脑皮质　　B. 下丘脑

C. 延髓　　D. 腰骶段脊髓

E. 骶段脊髓

53. 高位截瘫患者排尿障碍表现为

A. 尿失禁　　B. 尿潴留

C. 无尿　　D. 尿崩症

E. 以上全不是

54. 腰骶段脊髓受损害时，排尿反射的障碍主要表现为

A. 少尿　　B. 多尿

C. 尿频　　D. 尿潴留

E. 尿失禁

55. 盆神经受损时，排尿功能障碍的表现是

A. 尿失禁　　B. 尿频

C. 尿潴留　　D. 多尿

E. 少尿

56. 某患者脊髓腰段横断外伤后出现尿失禁，其机制是

A. 脊髓初级排尿中枢损伤　　B. 初级排尿中枢与大脑皮质失去联系

C. 排尿反射传入神经受损　　D. 排尿反射传出神经受损

E. 膀胱平滑肌功能障碍

57. 正常人每天尿量为

A. 100~500ml　　B. 500~1000ml

C. 1000~2000ml　　D. 2000~2500ml

E. 2500~3000ml

（二）B型选择题（共用备选答案，每题只有一个正确的答案）

（1~4题共用备选答案）

A.肾小球滤过率降低　　B.水利尿

C.渗透性利尿　　D.尿崩症

E.囊内压升高

1.下丘脑视上核受损会导致

2.输尿管结石引起少尿是由于

3.低血压休克的患者尿减少的原因之一是

4.血糖浓度升高超过肾糖阈会引起

（5~8题共用备选答案）

A.近端小管　　B.远曲小管和集合管

C.髓袢升支粗段　　D.髓袢升支细段

E.髓袢降支细段

5.对水的重吸收，受血管升压素调节的部位是

6.醛固酮作用的部位是

7.抗利尿激素作用的部位是

8.葡萄糖重吸收的部位是

（9~12题共用备选答案）

A.大部分重吸收　　B.小部分重吸收

C.全部重吸收　　D.几乎不重吸收

E.分泌排泄

9.肾小管对Na^+、K^+、Cl^-、水的重吸收是

10.肾小管对葡萄糖的重吸收是

11.肾小管对尿素的重吸收是

12.肾小管对肌酐的重吸收作用是

（13~15题共用备选答案）

A.肾小球毛细血管血压下降　　B.血浆胶体渗透压下降

C.滤过膜通透性增大　　D.囊内压下降

E.血浆晶体渗透压下降

13.急性大失血引起的尿量减少是由于

14. 剧烈运动引起的尿量减少是由于

15. 静脉大量输入生理盐水后尿量增多的原因是由于

（16~17 题共用备选答案）

A. 少于 100ml　　B. 100~500ml

C. 500~1000ml　　D. 1000~2000ml

E. 2500ml 以上

16. 少尿是指每天的尿量为

17. 无尿是指每天的尿量为

（18~19 题共用备选答案）

A. 脊髓骶段　　B. 小脑

C. 大脑皮层　　D. 延髓

E. 脑桥

18. 排尿反射的初级中枢是

19. 排尿反射的高级中枢是

（三）X型选择题（多项选择题，每题有A、B、C、D四个备选答案，请从中选出2~4个正确答案）

1. 能使尿量增加的因素是

A. 静脉输入大量的生理盐水

B. 给予能被肾小球滤过但不能被重吸收的物质

C. 减少尿素的生成

D. 抑制髓袢升支粗段对 Na^+、Cl^- 的主动重吸收

2. 下列情况会使ADH的分泌增加的是

A. 血浆晶体渗透压升高　　B. 回心血量减少

C. 细胞外液量减少　　D. 动脉压力感受器受到的刺激加强

3. 肾脏分泌的生物活性物质有

A. 肾素　　B. $1,25-(OH)_2D_3$

C. 肾上腺素　　D. 促红细胞生成素

4. 失血性休克导致尿量减少的原因是

A. 肾交感神经兴奋　　B. ADH 分泌增加

C. 肾素－血管紧张素－醛固酮系统激活　　D. 血浆胶体渗透压升高

二、名词解释

1. 排泄　　2. 肾小球滤过率

3.滤过分数　　4.球-管平衡

5.肾糖阈　　6.水利尿

7.渗透性利尿　　8.尿崩症

三、填空题

1.肾脏的结构和功能的单位是________，其由________和________两部分组成。

2.肾小球毛细血管血压较________，有利于________；肾小管周围毛细血管血压较________，有利于________。

3.尿生成的基本过程包括________、________、________。

4.静脉注射甘露醇后尿量将________，这种利尿方式称为________。

5.醛固酮的主要作用是促进远曲小管和集合管对________的重吸收和对________的分泌。

6.机体的排泄途径包括________、________、________、________，其中________是最重要的排泄器官。

四、简答题

1.简述尿液生成的基本过程。

2.简述肾脏疾病时出现蛋白尿的可能原因。

3.简述抗利尿激素的来源、作用和分泌调节因素。

五、论述题

1.医护人员长时间穿着防护服工作，导致大量出汗使体内水分丢失过多时，尿量有何变化？机制如何？

2.大量饮清水后尿量如何变化？机制如何？

3.试分析大量失血时尿量的改变及机制。

4.某患者右心衰竭后，导致全身性组织水肿，临床应用甘露醇等利尿后，水肿症状缓解。试分析该患者水肿的原因，并解释甘露醇利尿的机制。

第九章　感觉器官

学习目标

1.掌握　感受器的一般生理特性；眼的折光系统；眼的调节；视网膜的两种感光换能系统；声波传入内耳的途径；前庭器官的适宜刺激和平衡感觉功能。

2.熟悉　眼的折光能力异常；视杆细胞的感光换能机制；视力、视野、暗适应和明适应的概念；人耳的听阈和听域；外耳和中耳的传音作用；耳蜗的感音换能作用。

3.了解　感受器的概念及分类；视网膜的结构特点，视锥细胞的感光原理和色觉，视网膜中信息传递，双眼视觉和立体视觉；耳蜗和听神经的生物电现象；前庭器官的感受细胞，前庭反应；嗅觉、味觉感受器及其一般性质，皮肤的感觉功能。

一、感受器的一般生理特性

（一）感受器的适宜刺激

一种感受器只对某种特定形式的刺激最敏感，这种形式的刺激称为该感受器的适宜刺激。

（二）感受器的换能作用

感受器的换能作用指感受器能将物理、化学等能量形式的刺激转变为传入神经上的动作电位。

（三）感受器的编码作用

感受器的编码作用指感受器把外界刺激转换成神经AP时，不仅仅发生了能量形式的转换，更重要的是把刺激所包含的各种信息，也转移到了AP的序列之中。

（四）感受器的适应现象

感受器的适应现象指某一恒定强度的刺激持续作用于感受器时，传入神经冲动频率下降甚至停止的现象。

二、眼的调节

当眼看远物时（6米以外），平行光线，正常眼不需任何调节物体就可成像在视网膜上。

通常将人眼不作任何调节时所能看清的物体的最远距离称为远点。

看近物时，物体入眼内的光线不是平行的，成像在视网膜之后，必须经过调节后才能清晰成像在视网膜上。

人眼能看清物体的最近距离称为近点。

视近物调节时，晶状体会变凸，瞳孔会缩小，眼球则会聚。

三、视网膜两种感光换能系统

视网膜两种感光换能系统的比较见表9-1。

表 9-1　视网膜两种感光换能系统的比较

感光系统	感光细胞	分布	视色素	神经联系	功能
暗视觉系统（视杆系统）	视杆细胞	视网膜周边	视紫红质	聚合式	感受弱光
明视觉系统（视锥系统）	视锥细胞	视网膜中央	三种（红、绿、蓝）	单线式	感受强光、辨色

四、折光异常

折光异常见表9-2。

表 9-2　折光异常

名称		特点	矫正
折光异常	老视眼	近点远移	视近物时，戴凸透镜
	近视眼	像在视网膜之前，近点远移	戴凹透镜
	远视眼	像在视网膜之后，近点远移	戴凸透镜
	散光眼	光线不能同时聚焦，视物不清，物像变形	规则性散光适合戴圆柱镜

五、声波传入内耳的途径

声波传入内耳的途径有两种，即气传导和骨传导。

1.气传导　声波经外耳道空气的震动引起鼓膜震动，再经听骨链和前庭窗膜进入耳蜗。

2.骨传导　声波直接引起颅骨的震动，再引起位于颞骨骨质中的耳蜗内淋巴的振动。

目标检测

一、选择题

（一）A型选择题（单项选择题，每题有A、B、C、D、E五个备选答案，请从中选出一个最佳答案）

1.下列各项中，不属于特殊感觉器官的是

A.前庭
B.嗅上皮
C.眼
D.肌梭
E.耳

2.下列对感受器电位的描述，正确的是

A.大小与刺激强度无关
B.具有“全或无”的性质
C.以电紧张的形式扩布
D.呈不衰减传导
E.不能总和

3.入射光线的折射主要发生在

A.角膜的前表面
B.角膜的后表面
C.晶状体的前表面
D.晶状体的后表面
E.玻璃体的前表面

4.下列关于正常人眼调节的叙述，正确的是

A.视远物时需调节才能清晰地成像于视网膜上
B.晶状体变凸使物像后移而成像于视网膜上
C.近点距离越近，眼的调节能力越差
D.人眼的调节主要靠双眼球会聚来实现
E.眼视近物时晶状体形状的改变通过反射实现

5.正常人耳所能感受的震动频率范围为

A. 20000~30000Hz
B. 3000~9000Hz
C. 1000~3000Hz
D. 16~20000Hz
E. 40~200Hz

6.视杆系统

A.对光敏感度高，有色觉，分辨力弱
B.对光敏感度低，有色觉，分辨力弱
C.对光敏感度高，无色觉，分辨力弱
D.对光敏感度低，无色觉，分辨力高
E.对光敏感度低，有色觉，分辨力高

7. 视力与视角的关系是

A. 视角越大，视力越好
B. 视角越小，视力越差
C. 视角越小，视力越好
D. 视角为零，视力最差
E. 视角中等，视力最好

8. 临床上较为多见的色盲是

A. 红色盲
B. 绿色盲
C. 红色盲和绿色盲
D. 黄色盲和蓝色盲
E. 黄色盲

9. 下列关于远视的叙述，正确的是

A. 近点比正视眼近
B. 看远物时不需要调节
C. 眼球前后径过短
D. 可用柱面镜矫正
E. 折光系统的折光能力太强

10. 人眼近点的远近主要决定于

A. 空气–角膜界面
B. 晶状体弹性
C. 角膜曲度
D. 瞳孔直径
E. 眼球前后径

11. 最大可听阈是指

A. 能引起听觉的某一声频的最大强度
B. 能引起听觉的任何频率的最大强度
C. 能引起听觉的某一声频的最小强度
D. 能引起鼓膜破裂的某一声频的最小强度
E. 能引起听觉同时还会引起鼓膜疼痛的声音强度

12. 耳蜗微音器电位

A. 其频率幅度与声波一致
B. 易发生疲劳
C. 易发生适应现象
D. 有一定的阈值
E. 是单一毛细胞感受器电位

13. 晕船是由于下列哪一部位的感受器受到过度刺激所引起的

A. 外、后半规管
B. 上、外半规管
C. 上、后半规管
D. 椭圆囊
E. 球囊

14. 半规管壶腹嵴的适宜刺激是

A. 角加速运动
B. 角匀速运动
C. 直线加速运动
D. 直线匀速运动

E. 不规则运动

15. 椭圆囊斑和球囊斑的适宜刺激是

A. 角加速运动　　B. 角匀速运动

C. 直线加速运动　　D. 直线匀速运动

E. 角减速运动

16. 当受试者头部前倾30°角并围绕身体纵轴向左旋转，旋转开始时，眼震颤的

A. 慢动相向左，快动相向右　　B. 慢动相向左，快动相向左

C. 慢动相向右，快动相向左　　D. 慢动相向右，快动相向右

E. 慢、快动相方向无一定规律

17. 下列有关三原色学说，叙述正确的是

A. 每个视锥细胞内含有三种不同的视色素

B. 视网膜上存在相当于红、黄、蓝色光的三类吸收光谱

C. 三种视锥细胞分别含有对红、绿、蓝三种光敏感的视色素

D. 不能圆满解释色盲和色弱的发病机制

E. 能圆满解释颜色的对比现象

18. 老视的产生原因是

A. 眼球变形使前后径变短　　B. 角膜各方向曲度变大

C. 晶状体变混浊　　D. 晶状体弹性减退

E. 玻璃体变形使折光力减弱

19. 感音性耳聋的病变部位在

A. 外耳道　　B. 咽鼓管

C. 鼓膜　　D. 听骨链

E. 耳蜗

20. 视黄醛由下列哪种物质转变而来

A. 维生素D　　B. 维生素E

C. 维生素A　　D. 维生素B_2

E. 维生素K

21. 外界声音通过中耳时，可使声压增加约

A. 1.3倍　　B. 3.2倍

C. 17倍　　D. 24倍

E. 55倍

22. 20岁左右的成人，近点约为

A. 8.5cm　　B. 11.0cm

C. 11. 8cm
D. 12. 5cm
E. 85.0cm

23. 当睫状肌收缩时，可引起

A. 睫状小带紧张性增加
B. 角膜曲度增加
C. 角膜曲度减小
D. 晶状体曲度增加
E. 晶状体曲度减小

24. 中耳传导声波的最重要结构是

A. 咽鼓管和鼓膜
B. 咽鼓管和听小骨
C. 鼓膜和听小骨
D. 鼓膜和鼓室
E. 鼓室和听小骨

25. 声音传入内耳的主要途径是

A. 骨传导
B. 外耳→鼓膜→听骨链→前庭窗→内耳
C. 外耳→鼓膜→鼓室空气→圆窗→内耳
D. 外耳→鼓膜→听骨链→圆窗→内耳
E. 颅骨→耳蜗

（二）B型选择题（共用备选答案，每题只有一个正确的答案）

（1~3题共用备选答案）

A. 疲劳
B. 适应
C. 换能
D. 编码
E. 调制

1. 感受器把各种刺激的能量转变为神经纤维的动作电位，称为
2. 感受器把内外环境变化的信息转变为神经纤维上动作电位的序列过程，称为
3. 感受器对刺激的敏感性逐渐降低的过程，称为

（4~6题共用备选答案）

A. 近视
B. 远视
C. 散光
D. 老视
E. 正视

4. 由于眼球前后径过长而导致眼的折光能力异常，称为
5. 由于眼球前后径过短而导致眼的折光能力异常，称为
6. 由于晶状体弹性减弱，视近物时调节能力下降，称为

（7~10题共用备选答案）

A. 前庭阶
B. 鼓阶

C. 前庭膜　　D. 基底膜

E. 蜗管

7. 声音感受器所在的部位是

8. 前庭窗所在的部位是

9. 圆窗所在的部位是

10. 内淋巴所在的部位是

（11~13题共用备选答案）

A. 感音性耳聋　　B. 传音性耳聋

C. 高频听力受损　　D. 低频听力受损

E. 听力不受影响

11. 鼓膜穿孔引起

12. 听骨链破坏导致

13. 全耳蜗病变导致

（14~15题共用备选答案）

A. 去极化型慢电位　　B. 耳蜗内电位

C. 听神经动作电位　　D. 超极化型慢电位

E. 耳蜗微音器电位

14. 耳蜗接受声波刺激后发生的电位变化是

15. 耳蜗接受声波刺激后所产生的一系列反应中最后出现的电位变化是

（三）X型选择题（多项选择题，每题有A、B、C、D四个备选答案，请从中选出2~4个正确答案）

1. 人眼屈光不正包括

A. 近视　　B. 远视

C. 老视　　D. 散光

2. 双眼视觉的优点是

A. 弥补单眼视觉中的盲区　　B. 增强分辨能力

C. 扩大视野　　D. 产生立体视觉

3. 在声波传入内耳的过程中具有增强声压的结构有

A. 耳蜗　　B. 外耳道

C. 骨膜　　D. 听骨链

二、名词解释

1. 感受器的适宜刺激　　2. 远点

3. 近点

4. 瞳孔对光反射

5. 气传道

6. 骨传导

7. 视野

8. 视力

9. 听阈

三、填空题

1. 视近物的调节包括________、________和________。

2. 声波传入内耳的途径包括________和________两种。

3. 前庭器官位于内耳迷路，由________、________和________组成。

4. 视网膜中的感光细胞，分为________和________两种。

5. 球囊和椭圆囊的适宜刺激是________，半规管壶腹嵴的适宜刺激是________。

6. 在同一光照条件下，________色视野最大，________色视野最小。

7. 夜盲症是由于缺乏________，而引起________减少所致。

四、简答题

1. 简述视网膜的感光换能系统。

2. 简述声波传入内耳的途径。

五、论述题

试述眼的折光异常形成原因、特点及矫正方法。

第十章　神经系统

学习目标

1. 掌握　神经纤维传导兴奋的特征，突触的概念，突触传递的过程、突触后电位；特异性投射系统和非特异性投射系统，内脏痛的特点，牵涉痛的概念，脊休克、牵张反射、去大脑僵直；自主神经系统的结构和功能特征，自主神经的主要递质及其受体系统。

2. 熟悉　神经的营养性作用、轴浆运输、神经递质、神经调质和递质共存的概念；条件反射，中枢神经元的联系方式，中枢兴奋传播的特征，突触后抑制；皮层第一感觉区，脑干、小脑、大脑皮层对躯体运动的调节；脊髓、低位脑干和下丘脑的内脏调节功能；脑电图的基本波形。

3. 了解　神经元的结构和功能，神经纤维的分类、传导兴奋的速度，神经胶质细胞，突触的基本结构和分类，突触的可塑性，非定向突触和电突触，突触前抑制；脊髓、丘脑在感觉传导方面的作用，牵涉痛的产生机制；脊髓的运动神经元和运动单位，屈肌反射与对侧伸肌反射，基底神经节对运动的调节功能；皮层诱发电位，觉醒和睡眠，学习和记忆，语言和言语。

一、神经系统功能活动的一般规律

（一）神经纤维传导兴奋的功能及特征

神经纤维指轴突外面包上髓鞘或神经膜（由胶质细胞构成）。主要功能是传导兴奋，营养作用。

神经纤维传导兴奋的特征是：①生理完整性；②绝缘性；③双向性；④相对不疲劳性。

影响神经纤维传导速度的因素是神经纤维直径、温度、有无髓鞘。

（二）突触

1. 突触概念　神经元相互接触并传递信息的部位。

2. 突触的结构 ①突触前膜；②突触间隙；③突触后膜。

3. 突触 分为轴突－胞体突触、轴突－树突突触、轴突－轴突突触。

4. 突触传递的过程 突触前神经元的活动经突触引起突触后神经元活动发生改变的过程，称为突触传递。

传递的过程：突触前神经元兴奋→神经冲动到达轴突末梢→突触前膜Ca^{2+}通道开放→Ca^{2+}内流→突触前膜释放递质进入突触间隙→递质与突触后膜上特异性受体或化学门控通道结合→引起突触后膜上某些离子通道开放→导致某些带电离子进入突触后膜→引起突触后产生电位变化（突触后电位）。

EPSP指兴奋性递质引起的突触后膜的局部去极化。

IPSP指抑制性递质引起的突触后膜的局部超极化。

（三）中枢兴奋传播的特征

1. 单向传递 突触前神经元向突触后神经元传递。

2. 中枢延搁 兴奋通过中枢传递比较缓慢。

3. 兴奋的总和 包括空间性总和和时间性总和。

4. 兴奋节律的改变。

5. 后发放 反射活动中刺激停止后传出神经仍可发放冲动。

6. 对内环境变化敏感和易疲劳性。

二、神经系统的感觉功能

（一）丘脑及其感觉投射系统

丘脑是躯体感觉和头面部感觉传导的换元站。

1. 丘脑的核团 分为如下三类。

（1）特异感觉接替核 主要有后腹核、内外膝状体等；接受第二级感觉（除嗅觉）投射纤维，换元后投射到大脑皮层特定感觉区。

（2）感觉联络核 主要有丘脑前核、外侧腹核、丘脑枕等；与各种感觉在丘脑和大脑皮层水平的联系与协调有关。

（3）非特异投射核 主要有中央中核、束旁核和中央外侧核；通过多突触的换元接替后弥散投射到整个大脑皮层各区，维持和改变大脑皮层的兴奋状态。

2. 特异投射系统和非特异投射系统的比较 见表10-1。

表 10-1　特异性与非特异性投射系统的比较

	特异性投射系统	非特异性投射系统
换元	较少	较多
经过	不经过脑干网状结构	经过脑干网状结构
传导途径	有专一传导途径	无专一传导途径
投射部位	投射到大脑皮层的特定感觉区	弥散地投射到大脑皮层广泛区域
投射关系	点对点	非点对点
生理作用	引起特定的感觉并激发大脑皮层发放传出神经冲动	维持和改变大脑兴奋状态
药物影响	不易影响	易受影响

（二）内脏痛的特点

（1）定位不准确，定性不清楚（最主要）。

（2）缓慢、持续时间长。

（3）对机械性牵拉、痉挛、缺血、炎症等刺激敏感，对切割、烧灼等刺激不敏感。

（4）常伴有牵涉痛。牵涉痛是某些内脏疾病引起体表特定部位发生疼痛或痛觉过敏的现象。

皮肤痛和内脏痛的比较见表 10-2。

表 10-2　皮肤痛和内脏痛的比较

	皮肤痛	内脏痛
敏感刺激	对切割、烧灼等刺激敏感	对牵拉、痉挛、缺血、炎症等刺激敏感
持续时间	快、短痛	慢、长痛
定位	精确	不清
分辨力	强	差
牵涉痛	无	常伴有

三、神经系统对躯体运动的调节

1. 脊休克　当脊髓与高位中枢突然离断后，断面以下的脊髓会暂时丧失反射活动能力而进入无反应状态的现象。主要表现有躯体运动和内脏反射活动消失、骨骼肌紧张性下降、外周血管扩张、血压下降、出汗被抑制、粪尿潴留等。

特点：上述表现是暂时的，脊髓反射可逐渐恢复。

原因：由于离断面以下的脊髓突然失去高位中枢的调控，使脊髓神经元兴奋性极度降低而呈现无反应的休克状态。

2. 牵张反射　有神经支配的骨骼肌受到外力牵拉时，可引起受牵拉肌肉收缩的反射性活动。牵张反射的类型有两种，即肌紧张和腱反射。两者的区别见表 10-3。

表 10–3 肌紧张和腱反射的区别

	肌紧张	腱反射
概念	骨骼肌受到自然重力下，受到持续牵拉时引起的紧张性收缩	骨骼肌受到一次快速牵拉时引起该肌发生的一次快速明显的收缩
特点	慢肌不同步收缩 、力小； 防止肌肉拉长、不易疲劳	快肌同步收缩、快速力大
临床意义	维持躯体姿势的基本反射	了解神经系统的功能状态

3. 去大脑僵直 在中脑上、下丘之间切断脑干，动物会出现四肢伸直、脊柱后挺、头尾昂起，呈角弓反张状态的现象。

发生机制是脑干网状结构抑制区失去了与大脑皮质运动区和纹状体的联系，网状结构易化区活动相对增强，牵张反射过度增强（伸肌的紧张性亢进）。

四、神经系统对内脏活动的调节

调节内脏功能的神经系统主要是自主神经系统，包括交感神经和副交感神经系统。

自主神经系统的功能特征如下。

1. 双重神经支配 肾上腺髓质、汗腺、竖毛肌、皮肤和骨骼肌血管仅受交感神经支配。

2. 功能相互拮抗。

3. 紧张性作用 自主神经持续发放低频神经冲动，使效应器经常维持一定的活动状态。

4. 作用与效应器所处功能状态有关。

自主神经的主要功能见表 10–4。

表 10–4 自主神经的主要功能

器官	交感神经	副交感神经
循环器官	心率加快、心肌收缩能力加强，腹腔内脏血管、皮肤血管以及分布于唾液腺与外生殖器官的血管均收缩，骨骼肌血管收缩（肾上腺素能受体）或舒张（胆碱能受体）	心率减慢、心肌收缩能力减弱，部分血管（如软脑膜动脉与分布于外生殖器的血管等）舒张
呼吸器官	支气管平滑肌舒张	支气管平滑肌收缩，呼吸道黏膜腺体分泌
消化器官	分泌黏稠唾液，抑制胃肠运动，促进括约肌收缩，抑制胆囊活动	分泌稀薄唾液，促进胃液、胰液和胆汁分泌，促进胃肠运动，促进胆囊收缩和括约肌舒张
泌尿生殖器官	促进肾小管的重吸收，使逼尿肌舒张和尿道内括约肌收缩，抑制排尿，有孕子宫平滑肌收缩，无孕子宫平滑肌舒张	使逼尿肌收缩、尿道内括约肌舒张，促进排尿
眼	促进虹膜辐射肌收缩，瞳孔扩大，睫状肌松弛	促进虹膜环形肌收缩，瞳孔缩小，睫状肌收缩，促进泪腺分泌
皮肤	竖毛肌收缩，汗腺分泌	
内分泌腺和新陈代谢	促进肝糖原分解； 促进肾上腺髓质激素分泌	促进胰岛素分泌

目标检测

一、选择题

（一）A型选择题（单项选择题，每题有A、B、C、D、E五个备选答案，请从中选出一个最佳答案）

1.人体内最重要的调节系统是

A.内分泌系统　　B.神经系统

C.免疫系统　　D.循环系统

E.生殖系统

2.神经冲动抵达末梢时，引起递质释放主要有赖于哪种离子的作用

A. Na^+　　B. K^+

C. Cl^-　　D. Ca^{2+}

E. Mg^{2+}

3.兴奋性突触后电位的产生，是由于提高了下列哪种离子的通透性

A. K^+　　B. Cl^-

C. Ca^{2+}　　D. Na^+和K^+，尤其是Na^+

E. Cl^-和K^+，尤其是Cl^-

4.兴奋性突触后电位突触后膜上发生的电位变化为

A.极化　　B.去极化

C.复极化　　D.超极化

E.后电位

5.关于抑制性突触后电位的产生，叙述正确的是

A.对Ca^{2+}、K^+通透性增大　　B.突触前轴突末梢超极化

C.突触后膜出现超极化　　D.突触后膜出现去极化

E.突触后膜出现复极化

6.抑制性突触后电位的产生是由于突触后膜对下列哪种离子的通透性增加所致

A. K^+　　B. Cl^-

C. Na^+　　D. Mn^{2+}

E. Ca^{2+}

7.兴奋性突触后电位与抑制性突触后电位的共同特征是

A.突触前膜均去极化　　B.突触后膜均去极化

C.突触前膜释放的递质性质一样　　D.突触后膜对离子通透性一样

E. 产生的突触后电位的最终效应一样

8. 特异投射系统的主要功能是

A. 引起特定感觉并激发大脑皮质发出神经冲动

B. 维持大脑皮质的兴奋状态

C. 调节内脏功能

D. 协调肌紧张

E. 维持觉醒

9. 非特异投射系统的主要功能是

A. 引起特定感觉并激发大脑皮质发出神经冲动

B. 维持大脑皮质的兴奋状态

C. 调节内脏功能

D. 协调肌紧张

E. 维持睡眠

10. 体表感觉的皮质代表区主要位于

A. 中央前回　　B. 中央后回

C. 边缘系统　　D. 颞叶皮质

E. 岛叶皮质

11. 左侧大脑皮质中央后回损伤后，体表感觉障碍的部位是

A. 左半身　　B. 右半身

C. 左侧头面部　　D. 右侧头面部

E. 双侧头面部

12. 下列为内脏痛主要特点的是

A. 刺痛　　B. 定位不明确

C. 必有牵涉痛　　D. 对电刺激敏感

E. 牵涉痛的部位是内脏在体表的投影部位

13. 牵涉痛是指

A. 内脏疾病引起体表特定部位的疼痛或痛觉过敏

B. 伤害性刺激作用于皮肤痛觉感受器引起的痛觉

C. 伤害性刺激作用于内脏痛觉感受器引起的痛觉

D. 肌肉和肌腱受牵拉时产生的痛觉

E. 内脏和腹膜受牵拉时产生的痛觉

14. 脊髓前角 α-运动神经元轴突末梢释放的递质是

A. 乙酰胆碱　　B. 肾上腺素

C.去甲肾上腺素　　D.多巴胺

E.甘氨酸

15.叩击跟腱引起相连的同一块肌肉收缩，属于

A.肌紧张　　B.腱反射

C.姿势反射　　D.屈肌反射

E.多突触反射

16.叩击跟腱引起与该肌腱相连的肌肉收缩，是由于刺激了

A.痛觉感受器　　B.皮肤感觉器

C.肌梭　　D.腱器官

E.触-压觉感觉器

17.维持躯体姿势最基本的反射活动是

A.腱反射　　B.肌紧张

C.翻正反射　　D.屈肌反射

E.对侧伸肌反射

18.脊髓前角α-运动神经元传出冲动增加时，可使

A.梭外肌收缩　　B.梭内肌收缩

C.肌梭传入冲动增多　　D.梭外肌和梭内肌同时收缩

E.腱器官传入冲动减少

19.抑制肌紧张的中枢部位中，不包括

A.延髓网状结构腹内侧部　　B.延髓网状结构背外侧部

C.大脑皮质运动区　　D.小脑前叶蚓部

E.纹状体

20.在中脑上、下丘之间切断脑干的动物将出现

A.脊休克　　B.去大脑僵直

C.肢体麻痹　　D.腱反射加强

E.动作不精确

21.人出现去大脑僵直现象，意味着病变已严重侵犯

A.脊髓　　B.延髓

C.脑干　　D.小脑

E.大脑皮质

22.人类的皮质运动区主要在

A.中央前回　　B.中央后回

C.额叶　　D.枕叶

E. 颞叶

23. 自主神经对下列哪种器官的作用是非拮抗性的

A. 心肌　　B. 唾液腺

C. 支气管平滑肌　　D. 小肠平滑肌

E. 虹膜平滑肌

24. 副交感神经兴奋的表现是

A. 心跳加快加强　　B. 支气管平滑肌舒张

C. 胃肠运动加强　　D. 瞳孔散大

E. 胰岛素分泌减少

25. 交感神经兴奋可引起

A. 瞳孔缩小　　B. 逼尿肌收缩

C. 消化道括约肌舒张　　D. 妊娠子宫收缩

E. 肺通气量减少

26. 对于M型受体的叙述，下列错误的是

A. 属于胆碱能受体

B. 能与毒蕈碱发生特异性结合

C. 存在于副交感神经节后纤维的效应器

D. 存在于神经–肌肉接头的终板膜上

E. 其阻断剂为阿托品

27. 对于N型受体的叙述，错误的是

A. 属于胆碱能受体　　B. 能与毒蕈碱发生特异性结合

C. 存在于神经节突触后膜上　　D. 存在于骨骼肌运动终板膜上

E. 其阻断剂为筒箭毒碱

28. 支配汗腺的交感神经释放的递质是

A. 去甲肾上腺素　　B. 乙酰胆碱

C. 肾上腺素　　D. 多巴胺

E. 5–羟色胺

29. 交感和副交感神经节前纤维释放的递质是

A. 去甲肾上腺素　　B. 乙酰胆碱

C. 肾上腺素　　D. 多巴胺

E. 5–羟色胺

30. 下列神经纤维属于肾上腺素能神经的是

A. 副交感神经节前纤维　　B. 副交感神经节后纤维

C. 绝大部分交感神经节后纤维　　D. 躯体运动神经纤维

E. 交感神经节前纤维

31. 交感神经节前纤维直接支配的器官是

A. 甲状腺　　B. 性腺

C. 肾上腺皮质　　D. 肾上腺髓质

E. 汗腺

32. 下列刺激中不易引起内脏痛的是

A. 切割　　B. 牵拉

C. 缺血　　D. 痉挛

E. 炎症

33. 去大脑僵直产生的原因是脑干网状结构

A. 抑制区活动增强　　B. 易化区活动增强

C. 组织受到破坏　　D. 组织受到刺激

E. 出现抑制解除

（二）B型选择题（共用备选答案，每题只有一个正确的答案）

（1~3题共用备选答案）

A. 动作电位　　B. 阈电位

C. 后电位　　D. 去极化

E. 超极化

1. 兴奋性突触后电位突触后膜上发生的电位变化是

2. 抑制性突触后电位突触后膜上发生的电位变化是

3. 沿神经纤维传导着的电位变化是

（4~5题共用备选答案）

A. 视觉　　B. 听觉

C. 痛觉　　D. 嗅觉

E. 触觉

4. 哪种感觉传入与丘脑感觉接替核无关

5. 哪种感觉不经过特异性投射系统传入

（6~7题共用备选答案）

A. 引起特定感觉并激发大脑皮质发出神经冲动

B. 维持大脑皮质的兴奋状态

C. 调节内脏功能

D. 维持觉醒

E.协调肌紧张

6.非特异投射系统的主要功能是

7.特异投射系统的主要功能是

（8~12题共用备选答案）

A.心前区、左肩和左上臂

B.右肩胛部

C.脐周和上腹部

D.左上腹和肩胛间

E.腹股沟区

8.心肌缺血牵涉痛的部位是

9.胆囊炎牵涉痛的部位是

10.阑尾炎牵涉痛的部位是

11.胃溃疡牵涉痛的部位是

12.肾结石牵涉痛的部位是

（13~16题共用备选答案）

A.筒箭毒碱

B.阿托品

C.普萘洛尔

D.酚妥拉明

E.烟碱

13.胆碱能M受体的阻断剂是

14.胆碱能N受体的阻断剂是

15.肾上腺素能 α 受体的阻断剂是

16.肾上腺素能 β 受体的阻断剂是

（17~20题共用备选答案）

A.乙酰胆碱

B.去甲肾上腺素

C.肾上腺素

D.多巴胺

E.嘌呤

17.交感神经节前纤维释放的递质是

18.副交感神经节前纤维释放的递质是

19.绝大部分交感神经节后纤维释放的递质是

20.小部分交感神经节后纤维释放的递质是

（三）X型选择题（多项选择题，每题有A、B、C、D四个备选答案，请从中选出2~4个正确答案）

1.神经纤维的主要功能有

A.接受信息

B.整合信息

C.传导兴奋

D.轴浆运输

2.下列神经纤维中，属于胆碱能纤维的有

A.躯体运动神经纤维　　B.多数副交感节后纤维

C.骨骼肌舒血管纤维　　D.多数小汗腺神经纤维

3.下列“牵涉痛体表部位–内脏疾病”的配对中，正确的有

A.左肩和左上臂–心绞痛　　B.左上腹和肩胛区–胃溃疡

C.左肩区–胆囊炎、胆石症　　D.腹股沟区–输尿管结石

二、名词解释

1.突触　　2.神经的营养性作用

3.轴浆运输　　4.兴奋性突触后电位

5.抑制性突触后电位　　6.特异投射系统

7.非特异投射系统　　8.牵涉痛

9.腱反射　　10.脊休克

11.牵张反射　　12.肌紧张

13.去大脑僵直　　14.异相睡眠

三、填空题

1.神经纤维传导兴奋的速度与神经纤维的________、________和________有密切关系。

2.神经纤维传导兴奋的特征有________、________、________和________。

3.神经对其所支配的组织能发挥________和________两方面的作用。

4. EPSP的产生是由于突触后膜对________和________的通透性增加，尤其是对________的通透性增加，从而导致突触后膜出现________。

5. IPSP的产生主要是由于突触后膜对________的通透性增加，从而导致突触后膜出现________。

6.根据信息传递方式的不同，突触可分为________、________和________。

7.突触后抑制是由________神经元引起的一种抑制，突触后膜表现为________极化。

8.中枢兴奋传播的特征是________、________、________、________、________和________。

9.丘脑的核团分为________、________和________三大类。

10. 神经元之间的联系方式主要有________、________、________和________。

11. 快痛由________纤维传导，慢痛由________纤维传导。

12.抑制肌紧张的中枢部位有________、________、________、________；易化肌紧

张的中枢部位有________、________、________。

13.动物在中脑上、下丘之间横断脑干后，出现________肌紧张性亢进的现象，称为________。

14.根据小脑的传入、传出纤维联系，可将小脑分为________、________和________三个功能部分；其中维持身体平衡的主要是________。

15.基底神经节损伤的临床表现可分为两大类：一类是运动________而肌紧张________，例如帕金森病，其病变部位主要在________；另一类是运动________而肌紧张________，例如舞蹈病，其病变部位主要在________。

16.交感神经兴奋时，心率________，支气管平滑肌________，瞳孔________。

17.副交感神经兴奋时，心率________，支气管平滑肌________，瞳孔________。

18.骨骼肌神经-肌肉接头的终板膜上存在________受体，副交感节后纤维支配的效应器细胞上存在________受体。

19.肾上腺素能受体分为________和________两型，其中________受体与递质结合引起的平滑肌效应以兴奋为主。

20.正常成人脑电图可分为________、________、________和________四种基本波形。其中________波为皮质紧张活动时的脑电波。

21.在慢波睡眠时，脑电波呈现________化________波；而在异相睡眠时，脑电波呈现________化________波。

22.人类的记忆过程可细分为四个连续的阶段，即________、________、________和________。短时性记忆相当于________和________阶段，长时性记忆相当于________和________阶段。

23.损伤额中回后部接近中央前回手部代表区、Broca区、颞上回后部、角回，可分别引起________症、________症、________症和________症。

24.左侧半球在________功能上占优势，故称为________；右侧半球在________功能上占优势。

四、简答题

1.突触后抑制可分为哪几类？各有何生理意义？

2.简述特异投射系统与非特异投射系统的概念、特点及功能。

3.简述内脏痛的特点。

4.何谓脊休克？脊休克的产生和恢复说明什么？

5.简述牵张反射的概念及类型。

6.何谓去大脑僵直？其产生机制如何？

7. 小脑对躯体运动有哪些调节功能？

8. 睡眠可分为哪两个时相？试比较两种睡眠时相的特点及其生理意义。

9. 何谓胆碱能纤维和肾上腺素能纤维？哪些神经纤维分别属于这两类纤维？

五、论述题

1. 试述突触传递的分类及过程。

2. 试比较兴奋性突触后电位和抑制性突触后电位的异同。

3. 突触前抑制与突触后抑制的信息传递机制有什么不同？

4. 何谓自主神经系统？试述其功能特征。

第十一章 内分泌系统

学习目标

1. **掌握** 激素分类及其作用特征；下丘脑和腺垂体的内分泌；生长激素、甲状腺激素、胰岛素和糖皮质激素的作用及其分泌调节。

2. **熟悉** 激素作用的机制；胰高血糖素的作用；肾上腺髓质激素的作用及分泌调节。

3. **了解** 催乳素、催产素的主要生理作用。

一、激素的分类及作用特征

（一）激素分类

1. **含氮激素** 包括胺类、肽类及蛋白质类激素。
2. **类固醇激素** 包括肾上腺皮质和性腺分泌的激素。
3. **脂肪酸衍生物** 包括前列腺素、血栓素和白细胞三烯。

（二）激素作用的一般特征

1. 特异性。
2. 信息传递作用。
3. 高效能作用。
4. **激素间的相互作用** 包括竞争作用、协同作用、拮抗作用、允许作用。

二、下丘脑和垂体的功能联系

（一）下丘脑-腺垂体系统

下丘脑调节肽：由下丘脑促垂体区分泌能调节腺垂体活动的肽类物质。通过垂体门脉系统的运输，到达腺垂体发挥调节作用。

（二）下丘脑-神经垂体系统

下丘脑-垂体束将视上核和室旁核合成的ADH和催产素，运送到神经垂体贮存。

三、生长激素的生理作用及分泌调节

（一）生长激素的生理作用

1.促进生长 促进机体各组织器官的生长，尤其是对骨骼、肌肉的作用最为显著，是调节机体生长的关键激素。

2.对代谢的作用

（1）促进蛋白质合成，抑制蛋白质分解。

（2）抑制外周组织摄取和利用葡萄糖，减少葡萄糖的消耗，使血糖升高。生长激素分泌过多可导致“垂体性糖尿病”。

（3）促进脂肪分解。

（二）生长激素分泌的调节

1.下丘脑的调节 GHRH和GIH双重调控。

2.其他调节 负反馈调节；睡眠影响；某些激素影响，如甲状腺激素、雌激素、睾酮。

四、甲状腺激素的作用及分泌调节

（一）甲状腺激素的生理作用

1.对代谢的影响

（1）能量代谢 提高BMR，即产热效应。

（2）物质代谢 糖代谢：生理剂量双向调节，但使血糖升高作用较强。蛋白质代谢：生理剂量促进蛋白质合成，大剂量促进蛋白质分解，不足时会出现黏液性水肿。脂类代谢：主要影响胆固醇代谢。双向调节，降低作用较强。

2.对生长发育的影响 促进骨骼和脑的生长发育，婴儿时不足导致呆小症。

3.其他作用 提高CNS兴奋性；使心率加快，心肌收缩力增强，心排出量增加，外周阻力降低；增进食欲。

（二）甲状腺激素分泌的调节

1.下丘脑-腺垂体-甲状腺轴

2.甲状腺的自身调节 甲状腺本身还具有适应碘的供应变化，调节自身对碘的摄取以及合成与释放甲状腺激素的能力。这种调节是在TSH浓度不变或完全缺乏时发生的一种调节，故称为自身调节。但若长期缺碘，超过自身调节的限度，将会发生地方性甲状腺肿。

五、胰岛素的作用及分泌调节

（一）胰岛素的生理作用

（1）调节糖代谢，降低血糖。

（2）调节脂肪代谢，促进脂肪合成，抑制脂肪分解。

（3）调节蛋白质代谢，促进蛋白质合成，抑制蛋白质分解。

（二）胰岛素分泌的调节

1. 血糖浓度 血糖浓度是调节胰岛素分泌的基本因素。

2. 激素作用 胃肠激素、胰高血糖素促进分泌；肾上腺素抑制分泌。

3. 神经调节 迷走神经兴奋，促进分泌。

六、糖皮质激素的作用及分泌调节

（一）糖皮质激素的生理作用

1. 调节物质代谢

（1）糖代谢　抑制肝外组织对糖的摄取利用，促进糖异生，升高血糖。

（2）蛋白质代谢　促进肝外组织特别是肌肉组织的蛋白质的分解。

（3）脂肪代谢　糖皮质激素过多时促进面、肩、背及腹部的脂肪合成增加，四肢的脂肪组织分解增强，出现“向心性肥胖”的特殊体型。

（4）调节水盐代谢　糖皮质激素可增加肾小球血流量，肾小球滤过作用增强，从而促进水的排泄。皮质功能不全会导致“水中毒”。

2. 对组织器官的作用

（1）血细胞　使红细胞、血小板和中性粒细胞数量增加，而使淋巴细胞和嗜酸性粒细胞减少。

（2）心血管系统　糖皮质激素能增强血管平滑肌对儿茶酚胺的敏感性，从而提高儿茶酚胺的缩血管效应，有利于维持正常的动脉血压。

（3）消化系统　增加胃酸和胃蛋白酶的分泌，若长期大量使用糖皮质激素，可诱发胃溃疡。

（4）神经系统　提高中枢神经系统的兴奋性。

3. 在应激反应中的作用　应激反应是指机体受到有害刺激时（如麻醉、感染、中毒、缺O_2、饥饿、创伤、手术、疼痛、寒冷、精神紧张、恐惧等），血液中促肾上腺皮质激素和糖皮质激素的浓度急剧升高，并产生一系列非特异性全身反应。

作用是提高机体对应激刺激的耐受力，帮助机体度过“难关”。

大剂量的糖皮质激素的作用是抗炎、抗毒、抗过敏、抗休克。

（二）糖皮质激素分泌的调节

糖皮质激素分泌的调节主要受下丘脑－腺垂体－肾上腺皮质轴的调节。

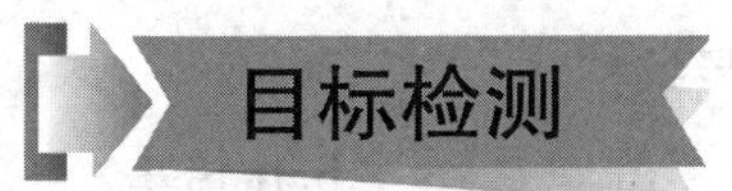

一、选择题

（一）A型选择题（单项选择题，每题有A、B、C、D、E五个备选答案，请从中选出一个最佳答案）

1. 腺垂体分泌的激素不包括

A. 生长激素　　B. 血管升压素

C. 促甲状腺激素　　D. 黄体生成素

E. 促黑激素

2. 下列激素不属于促激素的是

A. 促甲状腺激素　　B. 促肾上腺皮质激素

C. 黄体生成素　　D. 促性腺激素释放激素

E. 促卵泡激素

3. 内分泌系统的功能是调节机体的

A. 代谢　　B. 生长

C. 生殖　　D. 发育

E. 以上全是

4. 糖皮质激素增强去甲肾上腺素缩血管作用，属于

A. 相加作用　　B. 调节作用

C. 协同作用　　D. 拮抗作用

E. 允许作用

5.关于生长激素的说法，错误的是

A.生长激素可促进生长，尤其对骨骼、肌肉和内脏的作用更为显著

B.幼年时期生长激素分泌不足，可导致呆小症

C.幼年时期生长激素分泌过多，可导致巨人症

D.成年后生长激素分泌过多，可导致肢端肥大症

E.生长激素可促进蛋白质合成、脂肪分解

6.下列不属于生长激素作用的是

A.提高血糖水平

B.促进软骨发育

C.促进脂肪分解

D.主要促进脑发育

E.促进蛋白质的合成

7.人幼年时生长素缺乏会导致

A.呆小症

B.侏儒症

C.糖尿病

D.黏液性水肿

E.肢端肥大症

8.属于神经垂体释放的激素是

A.催乳素

B.催产素

C.黄体生成素

D.生长激素

E.促甲状腺激素

9.关于神经垂体释放的激素，错误的是

A.血管升压素在神经垂体合成并释放

B.血管升压素又称为抗利尿激素

C.催产素在下丘脑视上核和室旁核合成，由神经垂体释放

D.生理剂量的血管升压素没有升压作用，只有抗利尿的作用

E.催产素可使乳腺周围肌上皮收缩，使具有泌乳功能的乳腺排乳

10.人体最大的内分泌腺是

A.垂体

B.甲状腺

C.胰岛

D.肾上腺

E.甲状旁腺

11. T_4又称

A.甲状腺激素

B.甲状腺素

C.一碘酪氨酸

D.三碘酪氨酸

E.促甲状腺激素

12.甲状腺功能亢进时，血中胆固醇含量的变化是

A.不变　　B.偏低

C.升高　　D.缺乏

E.不一定

13.引起地方性甲状腺肿的主要原因是

A.幼年时生长激素分泌不足　　B.幼年时甲状腺激素分泌过多

C.糖皮质激素分泌不足　　D.食物中长期缺碘

E.食物中长期缺钙

14.在胚胎期对脑发育最为重要的激素是

A.生长激素　　B.甲状腺激素

C.糖皮质激素　　D.胰岛素

E.绒毛膜生长素

15.成年人甲状腺激素分泌不足可出现

A.呆小症　　B.侏儒症

C.克汀病　　D.黏液性水肿

E.水中毒

16.甲状腺激素对生长发育影响最重要的是

A.出生后8个月内　　B.出生后10个月内

C.出生后15个月内　　D.出生后12个月内

E.出生后3个月内

17.影响神经系统发育的主要激素是

A.生长激素　　B.甲状腺激素

C.肾上腺素　　D.胰岛素

E.糖皮质激素

18. T_3比T_4的生物活性大约强几倍

A.2倍　　B.3倍

C.5倍　　D.7倍

E.9倍

19.下列不是甲状腺激素的作用的是

A.分泌过多时，蛋白质合成增加　　B.提高神经系统兴奋性

C.促进骨骼和脑的生长发育　　D.使心跳加快加强

E.生理剂量可以促进蛋白质合成

20.食物中缺碘会导致体内哪种激素合成和分泌不足

A.生长激素　　B.甲状腺激素

C. 肾上腺素
D. 胰岛素
E. 糖皮质激素

21. 具有显著生热效应的激素是
A. 生长激素
B. 肾上腺素
C. 甲状腺激素
D. 胰岛素
E. 糖皮质激素

22. 对幼儿生长发育有影响的激素是
A. 肾上腺素和去甲肾上腺素
B. 肾上腺素和糖皮质激素
C. 醛固酮和生长激素
D. 糖皮质激素和甲状腺激素
E. 甲状腺激素和生长激素

23. 甲状腺分泌的激素活性最强的是
A. 一碘酪氨酸
B. 二碘酪氨酸
C. 三碘甲腺原氨酸
D. 四碘甲腺原氨酸
E. 酪氨酸

24. 关于甲状腺激素的叙述，下列错误的是
A. 对婴幼儿脑的发育有促进作用
B. 可增加组织耗氧量，增加产热
C. 碘是甲状腺激素合成的重要原料
D. 交感神经兴奋可使其合成分泌增加
E. 用药物抑制合成后，血中甲状腺激素水平在1~2天内即下降

25. 引起呆小症是由于
A. 幼年时生长激素分泌不足
B. 胰岛素分泌不足
C. 糖皮质激素分泌不足
D. 幼年时甲状腺激素分泌不足
E. 幼年时甲状腺激素分泌过多

26. 调节血糖浓度使其降低的激素是
A. 甲状腺激素
B. 肾上腺素
C. 胰岛素
D. 甲状旁腺激素
E. 去甲肾上腺素

27. 甲状腺功能亢进症患者出现畏热、多汗的原因是
A. 机体的代谢水平增高
B. 中枢神经系统的兴奋性过高
C. 蛋白质分解过多
D. 促进糖原分解
E. 促进神经系统发育

28. 某患者因肾病长期大量使用糖皮质激素治疗，该患者不会因此出现

A.血糖升高　B.蛋白质合成增加
C.面部和躯干部脂肪合成增加　D.红细胞、血小板增多
E.淋巴细胞减少

29.关于糖皮质激素的作用，下列错误的是
A.使淋巴细胞减少　B.使红细胞数目增加
C.增加机体抗伤害刺激的能力　D.对正常血压的维持很重要
E.对水盐代谢无作用

30.切除肾上腺引起动物死亡的原因，主要是由于缺乏
A.醛固酮和糖皮质激素　B.去甲肾上腺素
C.糖皮质激素　D.肾上腺素
E.醛固酮

31.肾上腺皮质功能不全的患者，排水的能力大为减弱，可出现“水中毒”，补充下列哪种激素可缓解症状
A.胰岛素　B.糖皮质激素
C.醛固酮　D.肾上腺素
E.去甲肾上腺素

32.糖皮质激素对血细胞的影响是
A.红细胞增加、中性粒细胞减少、淋巴细胞增加
B.红细胞减少、中性粒细胞增加、淋巴细胞增加
C.红细胞减少、中性粒细胞减少、淋巴细胞减少
D.红细胞增加、血小板增加、淋巴细胞减少
E.红细胞减少、血小板减少

33.下列不是甲状腺激素的作用的是
A.分泌过多时，蛋白质合成增加　B.提高神经系统兴奋性
C.促进骨骼和脑的生长发育　D.使心跳加快加强
E.生理剂量可以促进蛋白质合成

34.肾上腺皮质球状带分泌的激素是
A.肾上腺素　B.去甲肾上腺素
C.醛固酮　D.糖皮质激素
E.性激素

35.参与应激反应的最主要激素是
A.皮质醇　B.醛固酮
C.胰岛素　D.抗利尿激素

E. 雄激素

36. 下列激素不能升高血糖的是

A. 生长激素　B. 甲状腺激素
C. 胰高血糖素　D. 胰岛素
E. 糖皮质激素

37. 调节胰岛素分泌最重要的因素是

A. 自主神经的活动　B. 血中脂肪酸的浓度
C. 血糖浓度　D. 血中氨基酸浓度
E. 胃肠激素

38. 向心性肥胖是由下列哪种激素分泌增多所致

A. 生长激素　B. 甲状腺激素
C. 肾上腺素　D. 胰岛素
E. 糖皮质激素

39. 下列关于糖皮质激素的说法，错误的是

A. 糖皮质激素是由肾上腺皮质束状带分泌
B. 糖皮质激素可促进肝外组织特别是肌肉组织的蛋白质分解
C. 肾上腺皮质功能亢进者体内脂肪重新分布，出现“向心性肥胖”
D. 糖皮质激素能增加胃酸和胃蛋白酶原的生成
E. 糖皮质激素能抑制中枢神经系统兴奋性

40. 胰岛素分泌不足可导致

A. 呆小症　B. 侏儒症
C. 克汀病　D. 黏液性水肿
E. 糖尿病

（二）B型选择题（共用备选答案，每题只有一个正确的答案）

（1~5题共用备选答案）

A. 呆小症　B. 侏儒症
C. 巨人症　D. 肢端肥大症
E. 黏液性水肿

1. 幼年时生长激素分泌过多可导致
2. 幼年时生长激素缺乏可导致
3. 成年人生长激素分泌过多可导致
4. 成年人甲状腺激素分泌过少可导致
5. 婴幼儿甲状腺激素分泌过少可导致

（6~8题共用备选答案）

A. 醛固酮　　B. 糖皮质激素

C. 降钙素　　D. 生长抑素

E. 甲状腺激素

6. 在应激状态下，血中浓度立即增加的激素是

7. 对脑的发育最重要的激素是

8. 与向心性肥胖相关的激素是

（9~12题共用备选答案）

A. 胰岛素分泌　　B. 甲状腺激素分泌

C. 醛固酮分泌　　D. 抗利尿激素分泌

E. 促甲状腺激素分泌

9. 血 K^+ 浓度升高可刺激

10. 血糖浓度升高可刺激

11. 血浆晶体渗透压升高可刺激

12. 因腺垂体促甲状腺激素的刺激可引起

（13~14题共用备选答案）

A. 生长激素　　B. 甲状腺激素

C. 糖皮质激素　　D. 胰岛素

E. 胰高血糖素

13. 促进骨骼、肌肉和内脏发育的是

14. 促进脑和长骨发育的是

（三）X型选择题（多项选择题，每题有A、B、C、D四个备选答案，请从中选出2~4个正确答案）

1. 由下丘脑神经元分泌的神经激素是

A. TRH　　B. GnRH

C. CRH　　D. TSH

2. 在应激过程中，血中浓度升高的激素是

A. ACTH　　B. GH

C. PRL　　D. AD

3. 与调控机体生长过程有关的激素是

A. 胰岛素　　B. 缩宫素

C. 生长抑素　　D. 甲状旁腺激素

4. 下列关于糖皮质激素作用的叙述，正确的是

A.减弱机体对有害刺激的耐受

B.促进蛋白质分解，抑制其合成

C.分泌过多时可引起脂肪的重新分布

D.对保持血管对儿茶酚胺的正常反应有重要作用

二、名词解释

1.激素　　2.应急反应

3.远距分泌　　4.允许作用

5.应激反应

三、填空题

1.含氮类激素主要有________、________和________。

2.激素的作用方式有________、________、________和________。

3.激素间相互作用主要表现为________、________、________和________。

4.腺垂体能分泌七种激素，其中________、________、________和________均有各自的靶腺，是通过调节靶腺的活动而发挥作用。

5.神经垂体释放________和________两种激素，它们是在________合成的，经过________运输到神经垂体。

6.在糖代谢中胰岛素可使血糖________，胰高血糖素使血糖________。

7.幼年时生长素分泌不足可致________症，分泌过多可致________症。幼年时甲状腺激素分泌不足可致________症。成年后生长素分泌过多可致________症。

四、简答题

1.简述激素作用的一般特征。

2.何谓应激反应和应急反应？两者有何关系？

3.甲状腺激素对代谢的影响有哪些？

4.简述地方性甲状腺肿的发病原因和机制。

五、论述题

1.调节血糖水平的激素主要有哪几种？其对血糖水平有何影响？

2.长期大量使用糖皮质激素类药物的患者，能否突然停药？为什么？

第十二章　生　殖

学习目标

1.掌握　睾丸、卵巢的生理功能；睾酮、雌激素和孕激素的生理作用；月经周期中卵巢和子宫内膜的变化。

2.熟悉　睾丸功能的调节；月经周期的形成机制；胎盘分泌的激素及生理作用。

3.了解　受精、着床、妊娠的维持与分娩、泌乳；性成熟与性兴奋；衰老和延缓衰老。

一、睾丸的生理功能

（一）睾丸的生精作用

1.部位　精曲小管：生精细胞和支持细胞。

2.过程　精原细胞→初级精母细胞→次级精母细胞→精子细胞→精子。

3.精子获能、运动　精曲小管中的精子无运动能力，靠小管外周肌样细胞收缩和管腔液的移动被运送至附睾内停18~24小时，进一步发育成熟并获运动能力。

4.支持细胞的主要功能

（1）为生殖细胞提供营养，维持生殖细胞适宜的内环境。

（2）合成雄激素结合蛋白（ABP）。

（3）形成血－睾屏障。

（4）分泌抑制素对FSH的分泌有抑制作用。

（二）睾丸的内分泌功能

1.雄激素　由间质细胞分泌，有睾酮、雄酮、脱氢异雄酮、雄烯二酮等。

（1）合成、运输与代谢

①合成：原料为胆固醇。

②运输：30%与性激素结合球蛋白结；68%与血浆白蛋白结合，1%~3%游离形式（具

有生物活性)。

③代谢：在肝内灭活，睾酮经还原、氧化及侧链裂解转为17-酮类固醇，随尿排出。

(2)生理作用

①促进男性附性器官的生长发育并维持成熟状态。

②促进男性副性征的出现并维持其正常状态。

③维持生精作用。

④维持正常的性欲。

⑤促进蛋白质合成、骨骼生长，红细胞生成，钙磷沉积，促进水钠潴留。

⑥促进皮脂腺分泌，刺激粉刺和痤疮的形成。

2.抑制素 由α和β两个亚单位构成的糖蛋白。是支持细胞分泌的，可抑制FSH的分泌，对LH无影响。

激活素由2条β亚单位构成，作用与抑制素相反。

二、卵巢的生理功能

(一)卵巢的生卵功能和卵巢周期

新生儿期(60万)→幼年期→青春期(30万~40万)→性成熟期→更年期→绝经期(几百个)。青春期后每月有15~20个发育，但只有1~2个成为优势卵泡而发育。卵巢的生卵作用是成熟女性最基本的生殖功能

卵巢周期指下丘脑-腺垂体系统调节卵巢的活动，使之发生周期性的变化(卵泡生长发育、排卵、黄体形成，每月一次、周而复始的周期性变化)的过程。

排卵指成熟卵泡中的卵细胞在LH等作用下，向卵巢表面移动，成熟卵泡壁破裂，出现排卵孔，卵细胞与透明带、放射冠及卵泡液被排出卵泡的过程。

(二)卵巢的内分泌功能

排卵前卵泡分泌雌激素，排卵后由黄体分泌雌激素和孕激素。

1.雌激素的主要生理作用

(1)促进女性生殖器官的发育；促进卵泡发育；促进子宫发育，使子宫内膜发生增生期变化；增加子宫颈黏液分泌；促进输卵管上皮增生、角化；阴道分泌物呈酸性。

(2)促进女性第二性征和性欲的产生。

(3)对代谢的影响有促进骨的生长及骨骺愈合，增加钙、磷沉积；促进蛋白质合成；促进体液向组织间隙转移→水钠潴留；降低低密度脂蛋白含量，增加高密度脂蛋白含量；促进皮脂腺分泌较多的液体，抑制粉刺和痤疮的形成。

2.孕激素的生理作用 使子宫适应孕卵着床和妊娠。

（1）子宫 使子宫内膜发生分泌期变化，利于孕卵着床；着床后促进子宫基质细胞转化为蜕膜细胞，利于胚泡生长；降低子宫肌对催产素的敏感性，抑制子宫收缩，抑制母体排斥胎儿，起安胎作用；宫颈黏液少而稠，精子难通过；妊娠黄体和胎盘分泌大量孕激素能抑制FSH和LH的分泌，从而停经，不排卵。

（2）乳腺 促进乳腺小叶和腺泡发育、增生，并为妊娠后泌乳作准备。

（3）产热作用 排卵后体温升高0.5℃。

三、月经周期中卵巢和子宫内膜的变化

青春期后，随着下丘脑GnRH神经元发育成熟，GnRH、FSH、LH分泌增加，卵巢功能出现周期性变化。

在卵巢分泌的激素影响下，子宫内膜发生周期性剥落，产生流血现象，称为月经。女性生殖周期称月经周期。

子宫内膜周期变化分为月经期（1~4天）、增殖期（第5~14天）、分泌期（第15~28天）。

卵巢周期变化分为卵泡期（排卵前期）、排卵期与黄体期（排卵后期）。

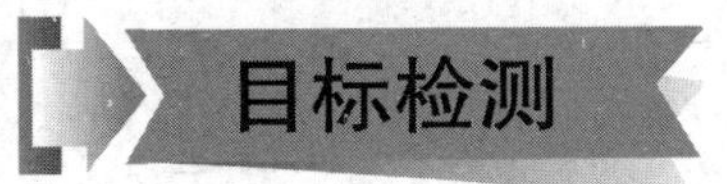

一、选择题

（一）A型选择题（单项选择题，每题有A、B、C、D、E五个备选答案，请从中选出一个最佳答案）

1.男性的主性器官为

A.精囊　　B.附睾

C.阴茎和输精管　　D.睾丸

E.前列腺

2.睾丸间质细胞具有的功能是

A.营养和支持生殖细胞　　B.分泌雄激素

C.产生精子　　D.起血-睾屏障作用

E.分泌抑制素

3.产生精子的部位是

A.精囊　　B.间质细胞

C.附睾　　D.曲细精管

E.输精管

4.下列不属于睾酮生理作用的是

A.促进精子的生成
B.刺激生殖器官的发育成熟
C.促进男性副性征的出现与维持
D.促进肌肉和骨骼蛋白的分解
E.促进生精细胞的分化

5.关于睾丸功能调节的叙述，错误的是

A. FSH促进睾丸的支持细胞分泌抑制素
B. LH刺激间质细胞分泌睾酮
C. FSH对生精有始动作用
D.抑制素对FSH有反馈作用
E.睾酮对腺垂体FSH的分泌起负反馈作用

6.睾酮的化学本质是

A.类固醇激素
B.含氮激素
C.肽类激素
D.蛋白质激素
E.胺类激素

7.女性的主性器官为

A.子宫
B.卵巢
C.输卵管
D.阴道
E.外阴

8.卵巢分泌的雌激素主要是

A.雌二醇
B.雌三醇
C.黄体酮
D.雌酮
E.己烯雌酚

9.血中哪一种激素出现高峰可作为排卵的标志

A.人绒毛膜促性腺激素
B.孕激素
C.黄体生成素
D.人绒毛膜生长素
E.雌激素

10.健康女性每个月经周期中，两侧卵巢能发育成熟的卵泡通常为

A.一个
B.两个
C.十几个
D.二十几个
E.三十几个

11.排卵一般发生在

A.月经来潮之前
B.增殖期的第3天

C.分泌期的第14天

D.月经周期的第28天

E.月经周期的第14天

12.排卵后形成的黄体可分泌

A. LH

B. FSH

C. GnRH

D.人绒毛膜生长素

E.孕激素和雌激素

13.能直接作用于子宫内膜使其产生分泌期变化的主要激素是

A.促性腺激素

B.促性腺激素释放激素

C.孕激素

D.孕激素和雌激素共同作用

E.促性腺激素抑制激素

14.排卵前黄体生成素出现高峰的原因是

A. FSH的作用

B.少量LH本身的短反馈作用

C.血中高水平的雌激素对腺垂体的正反馈作用

D.血中孕激素对腺垂体的正反馈作用

E.血中雌激素和孕激素的共同作用

15.临床上可用哪种简便的方法来检测排卵

A.测定孕激素的高峰

B.测定雌激素和孕激素的高峰

C.测定雌激素的高峰

D.测定基础体温

E.测定FSH的高峰

16.月经血不发生凝固的原因是

A.雌激素可阻止血凝

B.孕激素可阻止血凝

C.子宫内有大量的肝素

D.子宫内有丰富的纤溶酶原激活物

E.子宫内膜分泌大量的抗凝血酶抑制血凝

17.妊娠时维持黄体功能的主要激素是

A.雌激素

B.卵泡刺激素

C.孕激素

D.黄体生成素

E.人绒毛膜促性腺激素

18.月经的发生与下列哪项因素有关

A.血液中雌二醇水平升高，黄体酮水平下降

B.血液中黄体酮和雌二醇水平下降

C.血液中黄体酮水平升高，雌二醇水平下降

D. FSH和LH水平升高

E.血液中人绒毛膜促性腺激素浓度升高

19.关于雌激素生理作用的叙述，下列错误的是

A.使输卵管平滑肌活动增强

B.促进阴道上皮细胞增生、角化，并合成大量糖原

C.促进肾小管对水和钠的重吸收

D.使子宫内膜增生变厚，腺体分泌

E.刺激乳腺导管的结缔组织增生，产生乳晕

20.关于孕激素生理作用的叙述，下列错误的是

A.刺激子宫内膜呈增生期变化　　B.使子宫平滑肌活动减弱

C.降低母体免疫排斥能力　　D.刺激乳腺腺泡发育

E.促进能量代谢

21.妊娠期内不排卵是由于下列哪种激素的作用

A.雌激素　　B.孕激素

C.雌激素和孕激素　　D.催乳素

E.促性腺激素释放激素

22.关于黄体形成的叙述，下列正确的是

A.由未成熟卵泡蜕变形成　　B.由卵丘细胞形成

C.由受精卵形成　　D.由排卵后的塌陷卵泡形成

E.由闭锁卵泡蜕变形成

23.在卵泡期，成熟的卵泡能分泌大量的

A.卵泡刺激素　　B.绒毛膜促性腺激素

C.雌激素　　D.孕激素

E.黄体生成素

24.绒毛膜促性腺激素的作用是

A.在妊娠8~10周内维持妊娠

B.在妊娠8~10周后继续维持妊娠

C.增加淋巴细胞的活动，达到“安胎”效应

D.抑制黄体分泌黄体酮

E.降低母体利用糖，将葡萄糖转给胎儿

25.妊娠两个月期间，雌激素和孕激素主要来源于

A.卵巢　　B.胎盘

C.妊娠黄体　　D.垂体前叶

E.肾上腺皮质网状带

（二）B型选择题（共用备选答案，每题只有一个正确的答案）

（1~2题共用备选答案）

A.排卵前期　　B.月经期

C.排卵后期　　D.增殖期

E.绝经期

1.子宫内膜增厚，血管和腺体增多，但是腺体无分泌功能，此时为

2.到45~50岁，月经不重复出现，进入

（3~7题共用备选答案）

A.睾酮的作用　　B.雌激素的作用

C.孕激素的作用　　D.卵巢与肾上腺皮质激素的作用

E. FSH和LH

3.男性生殖器官及副性征的发育是由于

4.女性生殖器官及副性征的发育是由于

5.增强子宫平滑肌的兴奋性和对缩宫素的敏感性

6.乳腺腺泡发育主要是

7.刺激红细胞生成的是

（8~10题共用备选答案）

A.胎盘　　B.卵巢

C.睾丸的间质细胞　　D.睾丸的曲细精管细胞

E.睾丸的支持细胞

8.睾丸分泌雄激素的细胞是

9.睾丸分泌抑制素是

10.分泌绒毛膜促性腺激素的是

（三）X型选择题（多项选择题，每题有A、B、C、D、E五个备选答案，请从中选出2~5个正确答案）

1.睾丸功能的调节包括

A.经常受下丘脑-垂体的调控

B.睾丸激素对下丘脑-垂体进行反馈调节

C. FSH调节间质细胞合成和分泌睾酮

D.生精过程只受FSH的调节

E.睾丸产生的肽类激素在局部调节睾丸的功能

2.关于卵巢的叙述，正确的是

A.从青春期开始产生卵母细胞

B.每个月经周期排出5~10个卵泡

C.每个月经周期有15~20个卵泡开始发育

D.其周期性活动受下丘脑–垂体的调控

E.排卵前卵巢内膜细胞产生雄激素

3.在正常的月经周期中，下列叙述正确的是

A.雌激素分泌出现两次高峰

B.子宫内膜生长的增生期依赖于孕激素的分泌

C.排卵后黄体分泌孕激素和雌激素

D.健康女性每个月经周期平均28天

E.子宫内膜剥脱是由于雌激素和孕激素水平降低

二、名词解释

1.生殖　　2.妊娠黄体

3.排卵　　4.月经黄体

5.着床　　6.月经

7.受精　　8.精子获能

三、填空题

1.睾丸的主要生理功能是________和________；卵巢的功能是________和________。

2.雌激素的主要作用是促进女性________发育和促进________出现。孕激素的主要作用是保证________着床和维持________。

3.月经周期按子宫内膜的变化分为________、________和________三个时期。

4.月经周期中由于________和________浓度迅速下降，导致子宫内膜脱落、出血，形成月经。

四、简答题

1.简述睾酮的主要生理作用。

2.简述雌激素的主要生理作用。

3.简述孕激素的主要生理作用。

五、论述题

试述在月经周期中，子宫内膜与下丘脑、腺垂体和卵巢的相应变化及其相互关系。

参考文献

［1］罗自强.生理学学习指导与习题集［M］.第2版.北京：人民卫生出版社，2013.

［2］姚和翠，黄伏连，范双莉.生理学［M］.天津：天津科学技术出版社，2021.

［3］高胜利，高淑红，刘丽霞."为学"的五个层次在生理学课程思政建设中的应用策略探索［J］. 医学教育研究与实践，2022，30（4）：482–485.

［4］王梅爱，陈巧凤.PBL教学联合思维导图教学模式在生理学教学的应用［J］. 广州医科大学学报，2022，50（3）：108–110.